LES LUXATIONS MÉDIO-TARSIENNES

PAR

Le Dr Gaston **HOUZEL**

ANCIEN INTERNE DES HOPITAUX DE PARIS
ET DE L'HOPITAL MARITIME DE BERCK-SUR-MER

Avec 23 figures dans le texte.

PARIS
ASSELIN ET HOUZEAU
LIBRAIRES DE LA FACULTÉ DE MÉDECINE
PLACE DE L'ÉCOLE-DE-MÉDECINE

—

1911

LES LUXATIONS

MÉDIO-TARSIENNES

LES LUXATIONS MÉDIO-TARSIENNES

PAR

Le Dr Gaston HOUZEL
ANCIEN INTERNE DES HOPITAUX DE PARIS
ET DE L'HOPITAL MARITIME DE BERCK-SUR-MER

Avec 23 figures dans le texte.

PARIS
ASSELIN ET HOUZEAU
LIBRAIRES DE LA FACULTÉ DE MÉDECINE
PLACE DE L'ÉCOLE-DE-MÉDECINE

1911

A LA MÉMOIRE DE MON PÈRE

LE DOCTEUR HOUZEL (de Boulogne-sur-Mer).

MEMBRE CORRESPONDANT DE LA SOCIÉTÉ DE CHIRURGIE

MEIS ET AMICIS

A

MON MAITRE ET PRÉSIDENT DE THÈSE

MONSIEUR LE PROFESSEUR E. QUÉNU

Hommage de notre respectueuse affection
et de notre gratitude pour la bienveillance
qu'il nous a toujours montrée.

A MES MAITRES DANS LES HOPITAUX

Externat.

M. le Docteur ŒTTINGER (Broussais, 1903-1904).

M. le Docteur NETTER (Trousseau, 1904-1905).

M. le Professeur QUÉNU (Cochin, 1905-1906).

Internat provisoire.

M. le Docteur RICHARDIÈRE.
M. le Docteur COMBY.
M. le Docteur MÉRY.
M. le Docteur LESNÉ.
} Enfants-Malades (1906-1907).

Internat.

M. le Docteur VILLEMIN (Bretonneau).
M. le Docteur MENARD (Berck-s.-Mer).
} 1907-1908.

M. le Professeur QUÉNU (Cochin, 1908-1909).

M. le Professeur agrégé LEGUEU (Laennec, 1909-10).

M. le Docteur MICHAUX (Beaujon).
M. le Docteur MAYGRIER (Maternité).
} 1910-1911.

A MES AUTRES MAITRES DANS LES HOPITAUX

M. le Professeur agrégé PIERRE DUVAL

MM. Pr LE DENTU, BARTH, BAUMGARTNER

BOUFFE-DE-SAINT-BLAISE, G. GUILLAIN, FREDET, GUIBÉ,

MACÉ, RENAULT, WIART

LES

LUXATIONS MÉDIO-TARSIENNES

INTRODUCTION

Le hasard de la loi des séries a voulu que nous rencontrions, à quelques mois d'intervalle, deux cas de luxations rares du pied. Ces deux traumatismes articulaires, dissemblables d'allure, intéressaient l'un et l'autre l'interligne de Chopart ; il nous fut possible de les étudier cliniquement, radiographiquement, opératoirement, et l'unité de siège nous fit porter le diagnostic de luxation médio-tarsienne. Ignorant de ce que pouvait être un déplacement dans le médio-tarse, n'ayant, d'autre part, trouvé dans la littérature médicale que des renseignements erronés ou contradictoires, nous devions essayer, documents en main, de reprendre la question.

Nous allons donc parler de luxations : aborder un tel sujet eût pu paraître, il y a quelque dix ans, suranné et passé de mode. Aujourd'hui, il nous est permis de constater qu'en abordant cette étude, nous obéissons aux tendances modernes de revision complète des traumatismes articulaires. Les luxations sont à l'ordre du jour, si l'on en juge par les travaux récents qu'elles suscitent ; longtemps délaissées au profit de la chirurgie gynécologique et abdominale, elles reviennent en faveur et il se fait, à leur endroit, un grand travail de refonte et de mise au point. La précision des investigations radiographiques, jointe à la hardiesse qu'autorise au chirurgien l'asepsie, ont exigé ce remaniement complet. Précieux auxiliaires de la clinique, ils ont créé des chapitres nouveaux en nous enseignant surtout la physiologie pathologique et l'évolution de ces déplacements articulaires. A ces raisons d'*ordre technique* est venu se joindre, depuis douze ans, une raison d'*ordre social*. La loi de 1898 sur les accidents du travail, en engageant sa responsabilité professionnelle, a forcé le chirurgien à mieux étudier, pour mieux connaître, des lésions dont il aurait à évaluer les conséquences. C'est encore cette loi qui, en ordonnant d'apprécier le préjudice causé, pour les accidents portant surtout sur l'appareil locomoteur, a multiplié du même fait le nombre de cas qui s'offre à notre examen et à nos enquêtes. Toutes ces raisons expliquent donc le revirement qui se produit en faveur des affections traumatiques des membres.

Le progrès, dans ses manifestations diverses, a donc largement facilité la supériorité des descriptions modernes, mais il ne faut pas oublier que cette mise au point n'a pu se faire que grâce aux nombreux documents que l'observation sagace de nos devanciers avait amassés ; ici encore, il faut bien reconnaître que « si nous sommes plus grands que nos anciens, c'est en montant sur leurs épaules ».

Condillac, dans son *Traité des sensations*, dit quelque part : « Quand on travaille sur les connaissances humaines, on a plus d'erreurs à détruire que de vérités à établir. » Cette phrase s'applique parfaitement au sujet qui nous intéresse. Il est certain que nous ne pouvions supposer, en commençant ce travail sur le médiotarse, qu'il s'agirait pour nous, outre l'étendue des recherches bibliographiques, d'une véritable œuvre de classement et de mise en ordre. Les erreurs de nomenclature, jointes à un défaut d'observation pour les uns, à des descriptions fantaisistes pour les autres, ont fait des luxations du tarse un gigantesque et désordonné chapitre où chaque auteur, suivant ses idées, suivant surtout la cause qu'il défend, vient puiser des observations. Remaniés, déformés parfois, déclassés et interprétés suivant le goût du jour, les documents cliniques sont épars sous des épithètes différentes suivant les monographies ou articles que l'on consulte. Il faut donc, pour étudier une partie des luxations du tarse, s'astreindre à vérifier les observations une à une afin de produire une œuvre de bonne foi. Nous croyons avoir revu toutes les luxations du médiotarse en toute impartialité, car, sans idée préconçue, nous avons agi de la sorte. A défaut d'une expérience que notre âge nous refuse, nous avons fait ce travail d'exposition des faits en consignant les opinions de chacun, en nous attachant à prouver ce que nous avancions.

Nous présentons donc ici une étude de toutes les luxations médio-tarsiennes, certain que, si incomplète qu'elle puisse paraître dans l'avenir, elle offrira au moins l'intérêt que l'on accorde à tout travail qui porte en lui, outre sa sincérité, la preuve d'un réel effort accompli.

NOMENCLATURE

La nécessité de passer en revue tous les déplacements traumatiques du pied afin d'y retrouver des observations de luxation du médio-tarse, nous a conduit à revoir les cas cliniques observés par les anciens auteurs, pour essayer d'en contrôler l'épithète. C'est en faisant ce travail de revue que nous avons été frappé, comme tous ceux qui, en ces dernières années, ont étudié la question (Morian, Baumgartner et Huguier, Vanverts, etc.), de la confusion inouïe qui, pendant près de deux siècles, a existé dans la nomenclature des luxations du tarse.

Bien avant Malgaigne, les auteurs considéraient à juste titre l'*astragale* comme la clef de voûte du pied. Cet os, « analogue au sphénoïde du crâne », disait Rognetta, était celui qui, par sa position et son importance physiologique, devait régler la classification des déplacements traumatiques au niveau du tarse.

Pour la luxation médio-tarsienne qui, seule, nous occupe, les premiers auteurs qui s'intéressent à la question sont, au XVIIIe siècle, J.-L. Petit, puis Duverney et Ravaton. Ils s'en rapportent aux déplacements de l'astragale pour fixer le sens de la luxation. Ils sont d'ailleurs approuvés par leurs successeurs et, au début du siècle dernier, Boyer puis Dupuytren continuent la classification de J.-L. Petit, insistant sur ce fait que « la position nouvelle de l'astragale doit servir de base à la dénomination ». Desault, d'autre part, à la même époque, commence à compliquer le problème par une nouvelle façon de faire : il fixe le sens de la luxation d'après le côté que regarde la face plantaire après l'accident. Il ne remarque même pas, en ce faisant, qu'il est en plein désaccord avec ses prédécesseurs.

A l'étranger, le seul auteur qui traite de ces luxations à cette époque est Astley Cooper. Il rapporte le type du déplacement articulaire au sens dans lequel se porte le *tibia* par rapport au pied, et cette nomenclature rend la lecture des observations encore plus difficile, car, ainsi classées, elles parviennent jusqu'à nos jours, reprises par tous les auteurs.

On comprend dès lors fort bien l'embarras de Bérard qui, traitant des luxations du pied, en 1841, dans le premier grand Dictionnaire, s'excuse de la grande confusion qui règne au sujet de la nomenclature. Pour en donner une idée, il fait même remarquer, comme Broca le fera dix ans plus tard, qu'Astley Cooper a publié en double la même observation sous des classifications différentes, et que le grand Dupuytren lui-même, dans ses *Leçons orales*, publie un cas clinique qu'il intitule : « Luxation en dedans », tandis que, quelques pages plus loin, il présente une observation identique en la classant « Luxation en dehors ».

On pouvait s'attendre, avec le grand mémoire de Rognetta, à une véritable mise au point. Il n'en est rien, car, en étudiant les luxations de l'articulation de Chopart, cet auteur nous apprend pour la première fois que, dans ces sortes de déplacements, « c'est toujours la *partie antérieure du pied qui se déplace sur la postérieure* », calcanéum et astragale restant immobiles; mais, ceci posé, Rognetta s'empresse de ranger à contre-sens ces luxations en les rapportant aux déplacements du calcanéum et de l'astragale. C'est ainsi que, pour lui, la luxation de Chopart incomplète est constituée par un déplacement du calcanéum sous l'astragale !

A là même époque, Velpeau et Deville tentaient de classer les luxations en les appelant du nom des muscles qui entourent l'épiphyse lésée. Leur tentative n'eut aucun succès.

En vérité, c'est à Nélaton, et non à Broca, que revient le mérite d'avoir en 1847, à propos des luxations sous-astragaliennes, fixé, le premier, une nomenclature définitive (1). Il pose comme règle que l'on doit considérer comme déplacé « celui des deux os qui est le plus éloigné du tronc et, pour les os du tronc, celui qui est le plus éloigné du crâne ». C'est ainsi que, parlant d'un cas de luxation de l'astragale incomplète en dehors, Nélaton ajoute : « Dans une nomenclature régulière, cette luxation devrait prendre le nom de *luxation du scaphoïde sur l'astragale.* »

Broca, dans son mémoire paru cinq ans plus tard sur les luxa-

(1) La classification actuelle est en effet connue sous le nom de « Classification de Broca ». Or, c'est dans son *Traité de pathologie chirurgicale*, tome II, que Nélaton, le premier, a proposé la nomenclature actuelle des luxations. Le fait est d'autant plus exact qu'à la discussion de la Société de chirurgie de 1906, sur la classification des luxations en général, le professeur Kirmisson a conclu en citant, mot pour mot, la phase écrite soixante ans avant par Nélaton.

tions astragaliennes, adopte les conclusions de Nélaton. Son avis est formel, car il s'appuie sur une critique remarquable de tous les cas publiés avant lui.

L'affaire semblait jugée lorsque Malgaigne, presque aussitôt, « cédant peut-être, comme dit Sedillot, à ses tendances paradoxales », retarda la solution du problème en reprenant l'ancienne classification. Il proteste contre la nomenclature Nélaton-Broca qui, « au point de vue pratique, ne peut se supporter ». Les luxations du tarse doivent être étudiées d'après l'astragale et, conclut-il, « je les dénommerai selon le sens dans lequel cet os se portera ».

C'est de nouveau la confusion la plus complète, aggravée de ce fait que cette classification est adoptée par la majorité des auteurs. Les grands Dictionnaires, les traités, les communications reflètent l'opinion de Malgaigne. Poulet et Bousquet, surtout Hamilton, Follin et Duplay, l'admettent sans conteste.

En Angleterre, les auteurs, au contraire, en restent aux conclusions de Nélaton et Broca. Askhurst, Bryant, Andrews préfèrent regarder comme déplacé « l'os le plus éloigné du tronc, en conformité avec la méthode de classification adoptée pour les autres régions du corps » (Andrews).

Aujourd'hui, il semblerait que la discussion est close. Le récent arrêt de la Société de chirurgie de Paris, à propos de la nomenclature des luxations du carpe, a terminé le débat en adoptant définitivement la classification de Nélaton-Broca. Baumgartner et Huguier, pour la luxation sous-astragalienne, ont adopté et défendu cette manière de voir (1). Pourtant, à l'heure présente, des protestations contre cette nomenclature se font de nouveau entendre, et elles sont d'autant plus troublantes qu'elles viennent, pour les luxations du tarse, d'un auteur qui fait autorité en la matière. M. Destot (de Lyon), en nous écrivant et dans des articles récents, s'insurge contre cette classification qui complique tout et explique la « logomachie » que l'on note dans toutes les monographies qui se sont occupées dans ces derniers temps de la question. Il nous

(1) Baumgartner et Huguier font remarquer que lorsqu'on dit « luxation du fémur », il s'agit de déplacement de la hanche et non du genou, et qu'il en est de même pour l'articulation de l'épaule. C'est d'ailleurs presque textuellement ce qu'avait dit Billroth dans son *Traité de chirurgie* (traduction 1878).

écrit : « Il est pourtant facile de comprendre que l'astragale n'est pas un os comme tous les autres et qu'on ne peut lui considérer une diaphyse et deux épiphyses. C'est un joint dont la fonction physiologique, comparable à celle du scapho-lunaire au poignet, domine toute la question (1). » Il réclame la réunion d'un congrès où tous les chirurgiens du monde entier, apportant leurs radiographies, pourront définitivement, en solutionnant le problème, faire cesser le fouillis des classifications actuelles. Nous faisons donc des réserves sur la nomenclature à employer pour l'astragale. Mais la discussion qui pourrait se produire au sujet du déplacement isolé d'un os du tarse, ne peut avoir lieu pour la luxation médio-tarsienne. Nous emploierons donc la classification de Broca, car, dans nos cas, nous sommes d'accord avec tous en fixant d'après l'antétarse le sens de la luxation.

En connaissant le siège, le segment déplacé, le sens de la luxation, nous aurons ainsi une classification rationnelle des déplacements articulaires de l'interligne médio-tarsien.

(1) Il en est de même, d'ailleurs, pour l'omoplate et il nous semble inadmissible, en suivant la nomenclature Broca, d'être obligé de dénommer la *luxation externe de la clavicule* pour l'étiqueter « *luxation sous-claviculaire de l'omoplate* » !

HISTORIQUE

En retraçant en quelques lignes l'histoire des luxations médio-tarsiennes, nous voulons rappeler quelles ont été leurs destinées depuis que l'on en soupçonne l'existence. La crainte des redites, après ce que nous venons de voir au sujet de la nomenclature, le médiocre intérêt de la chose, nous rendront bref. En plus, la description de ces luxations n'a jamais encombré la littérature médicale, et ce sont quelques mots pris dans les auteurs qui nous fournissent des documents sur le sujet.

Pour tout ce qui touche à l'historique d'une question, il est de règle de remonter à Hippocrate. Les auteurs qui, avant nous, ont parlé de la luxation médio-tarsienne se sont crus dans l'obligation de le faire ; nous nous refusons à remonter si haut, et, bien que le père de la Médecine se soit particulièrement occupé des luxations, il est bien évident, n'en déplaise aux vieux auteurs, qu'il ne pouvait connaître les luxations du médio-tarse, étant donné qu'il ne soupçonnait même pas l'existence séparée de l'astragale et du calcanéum. Le « talon » d'Hippocrate et des auteurs hippocratiques résumait l'ensemble de leurs connaissances sur l'anatomie du tarse.

Nous en dirons autant des auteurs du moyen âge : Oribase, Paul d'Égine ; les auteurs arabes qui, au XIIIe siècle, plagiaient les écrits d'Hippocrate ou de Celse, n'ont rien à nous apprendre sur la question.

En 1556, Avicenne tente le premier de diviser les luxations du pied, mais sa description est vague et sans intérêt pour nous. C'est à tort que certains auteurs ont voulu lui faire l'honneur d'avoir, pour la première fois, décrit la luxation astragalo-scaphoïdienne. C'est une erreur, car, pour arriver à cette constatation, ils ont dû invoquer des fautes d'impression dans le texte du traducteur !

A la vérité, l'histoire des luxations médio-tarsiennes commence avec l'observation de J.-L. Petit, en 1723. Cet auteur accompagne l'exposé de son cas clinique de considérations pathogéniques, et, immédiatement, la luxation de Chopart est acceptée par tout le monde.

Tous les auteurs du XVIIIe siècle reproduisent l'opinion de J.-L. Petit et admettent ses conclusions sans réserves. Les plus prudents, comme Sue le Jeune, parlent de ces déplacements articulaires, mais en citant l'auteur et la source où ils ont puisé leurs documents. Les autres, comme le dit Broca, sont moins consciencieux : ils traitent la question d'une manière dogmatique. Plattner, Manne et l'Écossais Benjamin Bell acceptent la responsabilité de la description. Bell va même plus loin, car il se permet d'amplifier, d'ajouter des détails, d'inventer même sur le texte primitif ; il arrive ainsi à se persuader que les luxations médio-tarsiennes sont celles « dont l'étude est la plus avancée » ! Une telle assertion réclame des preuves et, grâce à son imagination, Bell en fournit et décrit quatre variétés : luxation en dedans, en dehors, en bas, en haut, cette dernière étant particulièrement rare. Sans aucune observation, il passe en revue les symptômes qui, dit-il, sont si évidents qu'ils crèvent les yeux « par la douleur et l'impuissance du membre, ainsi que par la difformité qu'elles occasionnent dans la forme du pied ».

Les affirmations audacieuses de B. Bell ne trouvèrent pas d'écho en France, et les auteurs qui, au début du XIXe siècle, parlent de ces luxations, les citent presque sans commentaires. Richerand en 1806, Roux, quatre ans plus tard, se contentent d'un essai de classification, et leur exemple est suivi par les auteurs français. En Angleterre, Allans (d'Édimbourg) reprend les idées excessives de Bell, son prédécesseur dans la chaire, et dit textuellement : « Astragalus frequently escapes from its articulation with the os naviculare. »

En 1823, paraît une seconde observation de luxation médio-tarsienne. Elle est d'Astley Cooper. Juste un siècle après celle de J.-L. Petit, Cooper rapporte, sans détails, un cas de déplacement du médio-tarse observé chez un ouvrier qu'une lourde pierre avait écrasé. Il présente même une seconde observation qu'il intitule encore « luxation médio-tarsienne », alors qu'il s'agit d'un déplacement sous-astragalien. Cette seconde observation, raconte Broca, fut envoyée à Cooper par deux élèves différents : Henri Cline et Henry Green. Ce dernier, voulant contribuer à l'ouvrage du maître, rédigea l'observation sous forme de lettre à Cooper. Il omit le nom et l'âge du blessé, si bien que Cooper, ne s'apercevant pas qu'il s'agissait du même malade, fit double emploi de l'observation et la présenta comme luxation de l'astragale en dehors dans un chapitre, comme luxation médio-tarsienne dans une autre partie de l'ouvrage. Aujourd'hui, l'erreur est réparée : il ne s'agit ni de l'une ni de l'autre.

Roux, en 1830, consacre, à ce sujet, deux articles dans la *Gazette des hôpitaux* et rapporte des cas de luxations partielles du médio-tarse. Dupuytren en parle dans ses *Leçons orales*.

En 1833, Rognetta reprend l'étude complète des luxations de l'astragale et, à ce propos, étudie le mécanisme des déplacements médio-tarsiens dans un chapitre qui fait encore autorité aujourd'hui. Après lui, Bérard ne fait que résumer la question.

La troisième observation de luxation totale est de Liston. Elle paraît en 1846 et son laconisme la fait ressembler à celles de J.-L. Petit et de Cooper. Le fait clinique est rapporté en quelques lignes, sans contrôle anatomique, et, dans ces conditions, on comprend fort bien que Broca (1), en commençant l'étude des luxations du pied, rejette ces observations comme dénuées de valeur scientifique. Le mémoire de Broca est l'œuvre la plus considérable du siècle dernier sur ces luxations. Parlant des déplacements sous-astragaliens, il étudie la luxation médio-tarsienne pour en nier l'existence : « Je conclus que rien ne nous autorise à admettre *jusqu'à ce jour* la réalité de la luxation médio-tarsienne » ; et plus loin il ajoute : « Je suis en droit de conclure que la luxation du scaphoïde, comme la luxation du calcanéum et la luxation médio-tarsienne, ses sœurs aînées, doivent être retranchées du cadre de la chirurgie. Loin de moi la pensée d'assigner des limites au possible. Ce qui me paraît aujourd'hui inexplicable pourrait à la rigueur se présenter plus tard. » On ne saurait admirer suffisamment la prudence de Broca sur cette question.

Malgaigne, qui cependant « était difficile à convaincre dans l'étude des faits exceptionnels » (Houel), reprit l'étude trois ans plus tard. Il réhabilita ces luxations et en admit formellement l'existence, tout en reconnaissant que les documents publiés

(1) Broca, *loc. cit.*, p. 624 et suivantes.

jusqu'alors étaient aussi incomplets que rares : « Sans doute, des observations aussi rares et aussi importantes auraient mérité d'être mieux recueillies, mais la luxation médio-tarsienne y paraît néanmoins trop nettement accusée pour qu'il soit permis de la méconnaître (1). » A la suite de Malgaigne, les traités et les grands Dictionnaires (notamment Sedillot et Labbé dans le Dictionnaire Dechambre) admettent ces luxations, mais avec réserves.

A partir de 1860, l'intérêt de ces déplacements articulaires grandit, car les observations avec autopsie apparaissent. En 1861, Chassaignac (2) donne la description d'une luxation partielle astragalo-scaphoïdienne. En 1865 et 1866, Thomas et Benjamin Anger publient la même observation à quelques mois d'intervalle.

Observés d'abord cliniquement, les déplacements dans l'interligne de Chopart venaient d'avoir leur consécration anatomo-pathologique, et pendant les vingt-cinq années qui suivirent, les auteurs (Houel, Hamilton, Trabut, Dubrueil...) à défaut de documents nouveaux, insistent sur l'existence de ces luxations. Nous devons mentionner spécialement M. Delorme qui, en 1878, dans le Dictionnaire de Jaccoud, trace de main de maître le tableau d'ensemble des luxations du pied.

Aujourd'hui, surtout depuis dix ans, grâce au concours de la radiographie, les observations se sont multipliées. Pour la luxation médio-tarsienne complète, ce sont les cas de Durand et Destot en 1898, de Tixier et Viannay en 1900, suivis depuis cette époque par Remedy, Harris, Vanverts, Lavonius, Madelung, Thiem, Morestin, etc. En ajoutant une observation personnelle, nous arrivons à grouper ici *dix-sept* observations de luxation totale.

Pour la luxation partielle, leur étude a été reprise en ces derniers temps, car elle a fait le sujet de plusieurs importants mémoires. L'un, paru en Allemagne, est dû à Morian. Les autres sont tout récents; c'est le travail de Bœckel (*Revue de chirurgie*, 1910) sur « les luxations traumatiques du scaphoïde tarsien », et celui d'Heully, dans les *Archives générales de chirurgie*. Nous apportons ici encore *dix-sept* observations.

La conclusion de cet aperçu historique est que la luxation

(1) Malgaigne, *loc. cit.*, p. 1072.
(2) Chassaignac, *Bull. et Mém. de la Soc. de chirurgie*, 1861, p. 307.

médio-tarsienne, autrefois niée par les auteurs et dont l'existence était mise en doute, possède aujourd'hui suffisamment de documents pour nous permettre d'en entreprendre l'étude. Nous sommes loin du temps où les auteurs qui osaient admettre l'existence de ces luxations du médio-tarse étaient accusés de sacrifier aux usages de leur temps en tablant sur des assertions sans preuves.

DÉFINITION — DIVISION

Il doit être bien entendu, tout d'abord, que nous n'étudions pas, sous le nom de luxation médio-tarsienne, *tous les déplacements* dans l'interligne de Chopart. En effet, l'articulation de l'entorse est intéressée par tous les traumatismes de la région.

Allant depuis le simple diastasis jusqu'à l'entorse grave, le déplacement médio-tarsien accompagne nécessairement des lésions extrêmement variées du tarse. On le trouve dans tout traumatisme qui touche au tarse postérieur: luxation de l'astragale, sous-astragalienne, fractures de l'astragale ou du calcanéum. Tout déplacement de l'astragale s'accompagne fatalement de luxation de l'articulation astragalo-scaphoïdienne (Destot) (1). Nous laissons ces lésions médio-tarsiennes, épiphénomène et conséquence d'autres lésions traumatiques, absolument de côté. Elles ne peuvent ni ne doivent compter, et nous estimons qu'il faut les distraire de notre étude.

Sous le nom de **luxation médio-tarsienne** ou de l'articulation de Chopart : on doit entendre l'ensemble des déplacements articulaires qui peuvent s'effectuer entre la première et la deuxième rangée du tarse, les os du postéro-tarse comme ceux de l'antétarse gardant entre eux et avec les articulations voisines leurs rapports anatomiques normaux.

Cette définition est longue, mais indispensable dans tous ses termes, car elle nous permet de déterminer l'étendue de notre description.

I. — La luxation médio-tarsienne comprend d'abord les déplacements articulaires entre l'anté et le postéro-tarse. En effet, ces déplacements sont très variables comme degrés et nous devons définir deux types de luxations.

a. **La luxation médio-tarsienne totale** ou vraie (Broca, Malgaigne), dans laquelle la rangée postérieure des os du tarse restant intacte, c'est la rangée antérieure qui perd entièrement, le

(1) Destot. Lésions du scaphoïde tarsien (*Lyon chir.*, novembre 1910).

plus souvent en partie, le contact articulaire en se luxant. C'est, dit Houel (1) la luxation simultanée du scaphoïde et du cuboïde.

Cette luxation vraie ou totale du tarse antérieur peut, comme toute luxation, présenter *deux degrés* :

Elle sera COMPLÈTE lorsque l'antétarse aura perdu entièrement le contact articulaire avec le postéro-tarse, lorsque, comme disait déjà Ambroise Paré (2), « l'os du tout sera sorti de sa boëtte ». Ce déplacement complet est d'ailleurs rare.

Elle sera INCOMPLÈTE lorsque le contact articulaire existera encore par certains points et que le scaphoïde et le cuboïde, bien que luxés, seront plus ou moins en rapport avec les surfaces articulaires de l'astragale et du calcanéum. C'est le type le plus fréquent, presque de règle dans les luxations plantaires.

b. **La luxation médio-tarsienne partielle** n'intéressant, dans son déplacement articulaire, qu'une partie de l'interligne de Chopart. En la classant pour la première fois ici, nous devons préciser ce que nous entendons sous ce titre de luxation médio-tarsienne partielle.

Les anciens auteurs, Bérard (3), puis Broca (4), enfin Houel (5), admettaient sous ce terme de luxation partielle, la possibilité : d'une part, de *luxation du scaphoïde seul*; d'autre part, du *cuboïde seul* sur le calcanéum. Pourtant, pour ce dernier type de luxation, la calcanéo-cuboïdienne, aucun cas probant n'ayant été signalé, les auteurs étaient à peu près d'accord pour dire, avec Broca, qu'en interrogeant l'anatomie, on reconnaissait que cette luxation du cuboïde seul était à peu près impossible. Malgré cette constatation, Houel, en 1878, concluait que l'on devait décrire deux variétés de déplacements dans la luxation partielle : « l'un du scaphoïde seul, l'autre du cuboïde seul ».

Si l'on admet cette définition, il est certain que Vanverts (6) a raison de distraire ces luxations limitées à un os du cadre de la luxation médio-tarsienne. Pourtant ce même auteur, quelques pages plus loin, ajoute, à propos d'une observation, que l'on est en droit de

(1) HOUEL, *Catalogue du Musée Dupuytren*, 1878, t. III, p. 1209.
(2) PARÉ (A.), *Œuvres complètes*, t. II, p. 349.
(3) BÉRARD, art. *Pied*, Dictionnaire en 30 vol., t. XXIV, p. 474.
(4) BROCA, *loc. cit.*, p. 628.
(5) HOUEL, *loc. cit.*, art. XXII.
(6) VANVERTS, *Revue d'orthopédie*, 1907.

décrire à côté de la luxation totale, une luxation *mixte*, complète pour l'articulation astragalo-scaphoïdienne, incomplète pour l'autre.

C'est bien ainsi que nous comprenons la luxation médio-tarsienne partielle. C'est pour nous, avant tout, UNE LUXATION ASTRAGALO-SCAPHOIDIENNE [Delorme (1), Paulet et Chauvel (2)], et il ne viendra pas à l'esprit de scinder son étude en deux luxations isolées du scaphoïde et du cuboïde. D'ailleurs, comme nous le verrons, il n'est pas possible, anatomiquement et physiologiquement, d'admettre l'existence d'une luxation indirecte isolée du cuboïde sur le calcanéum. Ce déplacement articulaire, déjà nié par Broca, n'a pas une individualité propre ; comme Delorme l'a bien montré, il est fréquent et, passant inaperçu, il accompagne : soit des lésions étendues des articulations voisines, soit des fractures du scaphoïde, et ce n'est pas une luxation partielle du médio-tarse; ou bien, par suite de la physiologie articulaire, il doit nécessairement accompagner le déplacement du scaphoïde sur l'astragale. Il y a un siècle que Roux (3) avait déjà parfaitement admis que le terme de « luxation médio-tarsienne partielle » ne pouvait s'appliquer qu'à la luxation du scaphoïde sur l'astragale.

II. — Nous avons défini, d'autre part, que les os du postéro-tarse comme ceux de l'antétarse devaient garder entre eux et avec les articulations voisines leurs rapports anatomiques normaux.

Cette phrase nous paraît nécessaire, et nous trouvons insuffisante la définition de Tixier et Viannay : « variété de dislocation du pied dans lequel le scaphoïde et le cuboïde ont perdu simultanément leurs rapports normaux avec l'astragale et le calcanéum, ces derniers os conservant leurs rapports entre eux et avec les os de la jambe ». Il nous est possible de définir ainsi exactement la physionomie anatomique des déplacements médio-tarsiens.

a. Pour les os du postéro-tarse, en exigeant l'intégrité de leurs rapports anatomiques, nous éliminons le groupe des luxations sous-astragaliennes, la *luxatio pedis sub talo* des Allemands. Dans ces luxations, en effet, la condition essentielle du déplacement

(1) DELORME, Dictionnaire Jaccoud, 1879, art. *Pied*, p. 656.
(2) PAULET et CHAUVEL, Dictionnaire Dechambre, 1887, art. *Pied*, p. 113.
(3) ROUX, Mélanges de physiologie et de chirurgie, 1809, p. 77.

est la déchirure de la haie interosseuse qui permet alors le glissement du calcanéum sous le corps de l'astragale. Dans notre luxation, astragale et calcanéum *forment le bloc osseux* du tarse postérieur. Pourtant, nous devons admettre que le calcanéum puisse esquisser, dans la luxation médio-tarsienne, un très léger déplacement sous l'astragale. Malgaigne a, le premier, montré que presque toujours il existe, en effet, un *très minime* déplacement physiologique du calcanéum dû au tiraillement des fibres externes, longues, du ligament interosseux. Le glissement n'est pas la conséquence d'une déchirure ou d'un arrachement de la haie fibreuse.

D'autre part, qu'un astragale en se luxant écrase son calcanéum, le Chopart souffrira; le broiement du pilier postérieur de la voûte y provoquera des diastasis, des luxations, mais il ne s'agira nullement de luxations de l'avant-pied en haut.

Quant aux rapports du postéro-tarse avec les articulations voisines, ils visent le maintien de l'astragale dans la mortaise tibio-péronière intacte. C'est encore là une condition *sine qua non*, car il s'agirait, dans le cas contraire, d'une luxation de l'astragale et non de déplacement médio-tarsien. Pour cette raison, l'observation de Moutard-Martin (1) ne peut être classée comme type de luxation médio-tarsienne. Bien d'autres observations sont dans le même cas : « Nous devons, dit avec raison Delorme (2), faire une classe à part de ces luxations complexes où le déplacement transversal médio-tarsien s'allie à d'autres déplacements de l'astragale, luxations qu'on ne pourrait, qu'en faisant une confusion regrettable, ranger parmi les luxations du calcanéum, parmi celles de l'astragale, ce qu'on a fait jusqu'ici, ou parmi les luxations médio-tarsiennes, comme les auteurs anciens l'avaient fait. »

b. Les mêmes considérations s'adressent *aux os de l'antétarse.* En disant que les rapports de ces os doivent être conservés dans la luxation médio-tarsienne totale, nous éliminons tous les cas où le mot de déplacement médio-tarsien fut prononcé à tort alors qu'il s'agissait soit d'une énucléation d'un des deux os, soit de ce que Delorme a décrit sous le nom de *luxation transversale irrégulière.*

(1) *Bulletins de la Société anatomique*, mai 1873.
(2) Delorme, *loc. cit.*, p. 656.

Ces luxations transversales irrégulières, *antéscaphoïdo-cunéennes* ont été bien individualisées par M. Delorme ; le premier, il les a différenciées des luxations médio-tarsiennes. Elles en diffèrent complètement. C'est « une dislocation du tarse antérieur ». Suivant l'heureuse expression de M. Viannay (1) ; c'est « l'erreur du débutant en médecine opératoire qui, manquant l'interligne de Chopart, passe en avant du scaphoïde, laissant cet os dans le moignon ». Le cas de B. Anger et celui de Viannay sont les deux plus belles observations que nous possédions de ce genre de traumatisme.

Enfin, les rapports des os de l'antétarse avec les articulations antérieures visent surtout les articulations scapho-cunéennes. Ils doivent être suffisamment conservés pour ne pas donner lieu à ces erreurs de nomenclature qui consistent à classer comme luxation médio-tarsienne totale des déplacements dans l'interligne cunéen, et comme luxation médio-tarsienne partielle tout autre chose que la luxation astragalo-scaphoïdienne.

Nous avons à dessein exagéré peut-être la nécessité absolue des rapports anatomiques entre l'antétarse et les articulations voisines antérieures, mais nous y avons été conduit en constatant que bien des auteurs, surtout Malgaigne, entendent sous le terme de luxation médio-tarsienne partielle deux variétés.

1° La première consiste dans le déplacement des cunéiformes sur le scaphoïde, qui reste au contraire uni à l'astragale. C'est le cas de Burnett qui fait l'objet de cette première division. Due à une erreur de nomenclature, cette variété de Malgaigne est inacceptable et Houel (2) est dans le vrai lorsqu'il ajoute : « Le cas de Burnett appartient aux luxations des cunéiformes et nullement à la luxation médio-tarsienne. » Delorme, de son côté, l'appelle « luxation *antéscaphoïdo-cuboïdienne* ».

2° La deuxième variété de Malgaigne est la luxation du scaphoïde dans *toutes* ses articulations à la fois. Nous savons qu'il s'agit, non d'une luxation médio-tarsienne partielle mais, soit d'une énuclation de l'os, soit d'une luxation vraie du scaphoïde.

Pour conserver un peu d'ordre dans la classification des déplacements articulaires de cette région, il faut, avec Destot,

(1) Viannay, *La Loire médicale*, 1910, n° 1, p. 4.
(2) Houel, *loc. cit.*, p. 251.

réserver le terme de luxation du scaphoïde aux luxations doubles de cet os; la luxation astragalo-scaphoïdienne est une luxation médio-tarsienne partielle, mais n'est pas, à proprement parler, la luxation du scaphoïde. Dans son travail de la *Revue de chirurgie* Bœckel a tout confondu (Destot).

L'énuclation du scaphoïde est un terme qui se comprend de lui-même : c'est la luxation de l'os dans toutes ses articulations. Capillery et Ferron(1) d'ailleurs, dans leur étude sur les énucléations du scaphoïde, et Bœckel(2), tout récemment, comprennent avec raison dans leurs observations les cas anciens de Duverney, Piedagnet, Walker, Smith, dont Malgaigne prétendait faire une variété de luxation partielle du médio-tarse.

La définition ainsi posée était donc nécessaire en tous ses termes pour fixer le siège exact et l'étendue des déplacements articulaires. Ayant ainsi dégagé la luxation médio-tarsienne du groupe des luxations du pied, nous devons ajouter que, vu la gravité du traumatisme qui lui donne toujours naissance, elle peut s'accompagner de déplacements articulaires éloignés sans que cela nuise à son originalité. Dans un de nos cas (obs. XII), il existait d'autre part une luxation du métatarse. Souvent aussi, la luxation médio-tarsienne s'accompagne de *fracture ou de fissures osseuses*, notamment du scaphoïde, et dans ce cas nous avons considéré comme luxation médio-tarsienne les observations où le déplacement dans l'interligne de Chopart était la lésion principale. A ce sujet nous ne sommes pas tombé dans l'erreur des auteurs allemands (3) qui, sous le nom de *Verrenkungsbrücke* (fractures compliquées de luxations), décrivent comme luxation du scaphoïde des fractures avec subluxation du ou des fragments détachés de la partie principale de l'os, cette dernière restant en place. Il ne s'agit pas, dirons-nous, de luxation vraie et ces cas ne rentrent pas dans le cadre de notre description.

En résumé : après avoir distrait de notre étude les déplacements dans l'interligne de Chopart qui accompagnent nécessairement et accessoirement les lésions traumatiques du tarse postérieur et qui

(1) Capillery et Ferron, *Revue de chirurgie*, 1906, t. II, p. 93.
(2) Bœckel, *loc. cit.*, p. 122.
(3) Deutschlander, *Congrès de chirurgie allemande*, 1907.

ne rentrent pas dans notre description, nous divisons les luxations médio-tarsiennes comme il suit :

I. **Luxation non traumatique**, dite congénitale, dont il existe une observation très douteuse.

II. **Luxation traumatique.**

a. PARTIELLE : Astragalo-scaphoïdienne, qu'il ne faut pas confondre comme on l'a fait récemment, avec la luxation du scaphoïde, terme qu'il faut réserver aux luxations doubles de cet os.

Cette luxation, suivant le déplacement du scaphoïde, sera :

Type plantaire.
Type dorsale.

b. TOTALE :

1° Suivant l'*étendue* du déplacement :	*L. complète.*
	L. incomplète.
2° Suivant le *sens* du déplacement :	*Type plantaire.*
	Type dorsale.

Au déplacement constant en bas ou en haut s'ajoute toujours (il n'existe pas d'exemple de luxation directement interne ou externe) un déplacement latéral. Donc :

3° Suivant le *degré* de translation :	L. plantaire	*externe.*
	—	*interne.*
	L. dorsale	*externe.*
	—	*interne.*

I. — LUXATION DITE « NON TRAUMATIQUE »

Nous ferons immédiatement ici l'étude d'une luxation médio-tarsienne totale complète que certains auteurs admettent comme étant d'origine congénitale et dont il existe un cas dans la littérature médicale. Il s'agit donc d'une rareté qui, selon toutes probabilités, restera longtemps unique dans la science et ne comporte aucun intérêt pratique. D'ailleurs, en faire une luxation médio-tarsienne congénitale est inexact, comme nous le verrons, et ce titre vient d'une grossière erreur d'interprétation des faits.

L'auteur de cette observation est Jackson Clarke (1), et il nous a été impossible de retrouver dans les auteurs un cas qui, même de loin, lui soit comparable.

Observation de Clarke. — Il y a quelques mois, une fillette âgée de dix ans vint me consulter pour des douleurs dans les deux pieds avec boiterie.

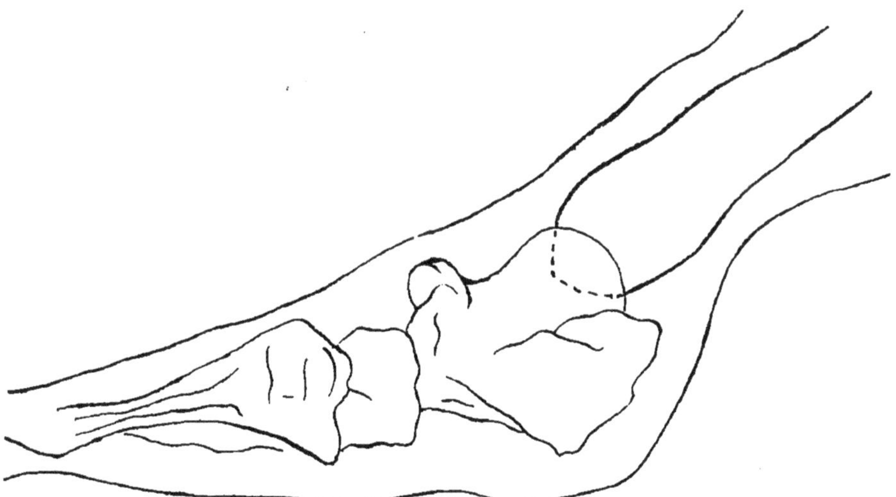

Fig. 1. — Observation de Clarke.

En effet, les pieds étaient remarquablement grands, disproportionnés avec l'âge et la grandeur de la malade. Ils montraient, à l'examen, un degré très accentué de pied plat. Quand la malade se tenait debout, ils tou-

(1) Clarke, *The Lancet*, 1898, t. I, p. 1108.

haient le sol par tout le bord interne du pied, et les pieds, déjà natu-
ellement grands, étaient encore rendus plus longs par l'affaissement de
a voûte longitudinale.

L'empreinte du pied, reproduite à une échelle réduite, mesurait 8 3/10
l'avant en arrière. Les deux pieds étaient altérés dans leur forme et, en
plus, ils s'accompagnaient d'hallux valgus... etc. Je pensais qu'il était
utile de radiographier ces pieds pour montrer les changements exacts sur-
venus dans la situation respective des os du pied. Ces radiographies,
reproduites sur une plus petite échelle, furent faites pour moi par M. Coxe-
er : la malade était assise avec la plante du pied gauche à plat sur la
plaque, tandis que le pied droit était placé sur le bord opposé.

La radiographie du pied gauche, vue de profil, montra que le scaphoïde
était déplacé en bas par rapport à la tête de l'astragale. Il en était de
même du cuboïde, de l'autre côté du pied. La radiographie du pied droit
montra la position oblique de l'astragale et de légères modifications du
sol.

En réalité, il s'agit d'une malformation congénitale en appa-
ence, mais qui, sous la dépendance de la faiblesse ou même de
'absence des ligaments articulaires, a dû se produire dès que
'enfant a commencé à marcher.

Cette luxation est congénitale au même titre que la luxation de
a hanche, et dans ce cas, comme au niveau de l'articulation coxo-
émorale, les malformations osseuses et l'insuffisance ligamen-
aire n'ont dû amener le déplacement médio-tarsien que par suite
le la pesée du corps dans la station debout. L'auteur est malheu-
eusement trop concis pour que l'on puisse trouver dans son texte
une explication détaillée. Il se contente d'enregistrer cette luxa-
ion comme congénitale en y joignant la mention d'autres altéra-
ions dans la forme du pied, la coexistence d'hallux valgus, etc.

Si l'on veut discuter cette observation, que certains auteurs
Tixier et Viannay) rapportent sans commentaires sous le nom de
« luxation médio-tarsienne congénitale ou non traumatique », on
doit admettre que, très probablement, il y a confusion sur l'épithète.
Il semble que l'on soit en présence d'un pied plat, affection non congénitale, mais d'origine éminemment traumatique. La diminution
de résistance du tissu osseux, l'affaiblissement des muscles et des
ligaments, ont, dans le cas de Clarke qui a trait à un adolescent,
entraîné une déformation unique et qui n'a pas encore été signa-
ée : le déplacement articulaire de tout l'antétarse en bas par
effondrement en bloc de la voûte.

Le PIED PLAT VALGUS ordinaire s'accompagne fréquemment de déformations concomitantes au niveau des orteils, hallux valgus, orteil en marteau ou clinodactylie. De plus, le pied, dans son ensemble, présente une longueur exagérée. Or, nous retrouvons tous ces caractères dans l'observation de Clarke et c'est, il semble, à bon droit que nous devons nier la congénitalité de cette luxation. Avec certains auteurs, nous lui accordons un chapitre spécial, mais nous nous refusons à la classer comme « luxation médio-tarsienne se produisant en dehors de toute influence traumatique ».

D'ailleurs, s'il restait le moindre doute à cet égard, la radiographie de l'autre pied serait concluante. Au dire même de l'auteur, elle montre les déformations banales du pied plat : c'est-à-dire, avant tout, le glissement de l'astragale sur le scaphoïde et la déviation externe du pied sans luxation du médio-tarse.

Il faut donc se contenter de consigner cette luxation comme une modalité anatomo-pathologique rare dans le chapitre de la tarsalgie des adolescents.

II. — LUXATIONS TRAUMATIQUES

Nous abordons maintenant l'étude des déplacements d'origine traumatique qui peuvent se produire dans l'interligne de Chopart. Nous avons déjà défini le sens des dénominations que nous appliquions aux deux grandes classes de déplacements articulaires et, ce faisant, nous avons montré qu'il était nécessaire de scinder en deux grands chapitres l'étude des luxations médio-tarsiennes :

La luxation partielle ;

La luxation totale.

Nous étudierons séparément ces deux types de luxations si différentes à tout point de vue. Comme dans toute luxation, notre rôle consistera à faire par chapitre l'exposé distinctif et précis du mécanisme, de l'anatomie pathologique, des caractères cliniques et du traitement. Mais nous devons faire plus, et, par la rareté même de ces luxations, nous sommes tenus de faire la preuve, c'est-à-dire de démontrer, avec observations à l'appui, que les luxations médio-tarsiennes, si elles ne sont pas communes, n'en ont pas moins une indiscutable existence.

EXPOSÉ CRITIQUE DES OBSERVATIONS

Outre l'intérêt indiscutable que présente la lecture des observations au point de vue des documents que peuvent fournir la clinique et la radiographie pour élucider le mécanisme et fixer l'aspect symptomatique de ces luxations, il nous paraît obligatoire, lorsqu'il s'agit de déplacements articulaires aussi rares, d'en prouver l'indubitable existence en colligeant dans un chapitre spécial les cas rapportés dans la littérature médicale. Nous devons donc passer en revue les observations présentées comme luxations du médio-tarse, en faire l'exposé critique et les grouper afin d'en pouvoir esquisser l'étude.

A. — **Luxation médio-tarsienne partielle.**

Nous avons déjà vu, en définissant et en divisant ce premier grand type de déplacement, que nous ne pouvions admettre théoriquement avec les anciens auteurs (Broca, Roguetta) qu'elle comprenne deux variétés : *la luxation astragalo-scaphoïdienne isolée* et, d'autre part, *la luxation calcanéo-cuboïdienne isolée.* Les observations vont faire la preuve de ce que nous avançons.

Tous les cas cliniques visent des déplacements du scaphoïde sur l'astragale, c'est-à-dire luxations dans l'*axe de force* du pied. Ces déplacements, ainsi que nous le verrons au mécanisme, intéressent nécessairement l'interligne calcanéo-cuboïdien. Si, en terminant, nous parlons, dans un paragraphe, de la luxation calcanéo-cuboïdienne isolée, c'est pour montrer que la ou les observations qui en existent n'ont rien de caractéristique. Elles ne consacrent pas l'existence d'une luxation isolée et indirecte du cuboïde sur le calcanéum (tous rapports anatomiques étant normaux d'ailleurs), mais au contraire proclament son impossibilité.

1° Luxation astragalo-scaphoïdienne. — La luxation médio-tarsienne partielle n'existait plus après le mémoire de Broca.

Cet auteur, en effet, par une tendance naturelle et involontaire de l'esprit, avait suspecté toutes les observations publiées avant lui et les avait englobées dans une classe de luxations qu'il décrivait pour la première fois : la luxation sous-astragalienne. Ici, comme ailleurs, il faut faire la part du parti pris et de l'exagération qui président, lorsqu'il s'agit d'une nouvelle entité pathologique, à la classification des faits. Il faut attendre l'épreuve du temps, et la réaction s'est produite lorsqu'on a reconnu plus tard qu'il était nécessaire de revoir les observations une à une. Il y a deux ans, on ne connaissait que le fameux cas de Chassaignac ; depuis quelques années, ces travaux de revision ont paru, et la monographie de Morian en 1907 (1), le travail récent de Bœckel (2) ont montré qu'à côté des luxations sous-astragaliennes, la luxation astragalo-scaphoïdienne existait réellement. Toutes ces études sur les luxations de l'arrière-pied nous ont été utiles, car leur lecture nous a permis de confirmer des convictions personnelles sur la classification de certaines vieilles observations. En effet, nous avons pu constater, après chose jugée, que l'opinion identique de certains de nos maîtres nous apportait la garantie de leur compétence et de leur autorité.

Nous présenterons donc ici *quinze* observations de luxation du scaphoïde sur l'astragale et nous y ajouterons un cas personnel observé en 1909 à l'hôpital Laennec. En donnant le compte rendu de ces cas, nous indiquerons les raisons qui militent en faveur de leur classification. Pour plus d'ordre, nous les classerons par variété, en suivant l'ordre chronologique.

a. *Variété plantaire.*

I. Richerand. — Richerand dit avoir eu l'occasion de constater des luxations du scaphoïde en bas dans la plante, dans le service de J.-L. Petit. Aucun détail.

II. Première observation de Roux. — Un Anglais fait une chute de cheval au Bois de Boulogne. Il se fait une luxation de la tête de l'astragale (nomenclature Malgaigne). Cette tête osseuse reposait sur la face dorsale du cuboïde et se sentait très facilement à travers la peau. Roux,

(1) Morian, Ueber die Luxat. In talo-navicul. Gelenk (*Deuts. Zeit. f. Chir.*, Bd 2, 1907).

(2) Bœckel, *R. Ch.*, *loc. cit.*, juillet 1910.

assisté de deux chirurgiens, s'efforça en vain pendant longtemps d'obtenir la réduction. Des tentatives de toutes sortes furent faites inutilement. Enfin, il réussit à réduire sans « savoir pourquoi ni comment » (1).

Le cas rapporté par cet auteur vise une luxation de l'articulation de Chopart à *type plantaire*. Elle ressemble à notre cas personnel. En la rapportant, Broca cherche à la classer dans les luxations sous-astragaliennes ; il la trouve d'ailleurs beaucoup trop courte. M. le professeur Quénu (2) en fait aussi une luxation sous-astragalienne. Baumgartner et Huguier (3) rejettent cette observation du cadre des *luxatio pedis sub talo* : il s'agit d'une erreur de classification et ils la citent comme luxation dans l'articulation de Chopart, l'astragale ayant gardé ses rapports avec le tibia et le calcanéum.

L'observation suivante, du même auteur, est aussi une luxation du médio-tarse.

III. Deuxième observation de Roux. — Une jeune dame glisse en descendant un escalier et, dans la même chute, se luxe le bras d'un côté, se fracture l'avant-bras de l'autre et se donne une luxation de l'articulation du scaphoïde sur l'astragale. La tête de ce dernier os faisait saillie en dehors sous la peau. La réduction fut assez facile, mais il se développa néanmoins une inflammation suivie d'une escarre peu étendue. Du reste, la malade guérit parfaitement et sans difformités.

L'observation suivante n'est pas signalée dans le rapport de Broca.

IV. Observation de Thomas Wells (4). — Un médecin, en sautant de voiture (les chevaux s'étaient emballés), tomba sur le pied gauche et se luxa le scaphoïde en bas et en dedans (au niveau de l'articulation astragalo-scaphoïdienne). La réduction échoua, la peau s'ulcéra, la tête de l'astragale fut atteinte de carie. Le pied conserva sa position anormale en dedans. Extirpation de tout l'astragale carié six semaines après. Guérison avec racourcissement du pied d'un pouce.

Boyer (5) en 1840, voulant prouver que l'astragale peut conserver ses rapports naturels avec le calcanéum et les os de la jambe

(1) Roux, *Gaz. des hôpitaux*, 1830.
(2) Quénu, *Bull. et Mémoires Soc. de chirurgie*, 1894.
(3) Baumgartner et Huguier, *loc. cit.*, p. 389.
(4) Thomas Wells, *American Journal of med. sciences*, 1832, vol. 10, p. 21.
(5) Boyer, *Mal. chirurgicales*, Paris.

tandis que le scaphoïde se luxe sur lui, apporte une observation assez vague.

V. Observation de Boyer. — J'ai eu l'occasion de voir une luxation incomplète de la tête de l'astragale en haut et en dedans (1) sur un homme qui avait fait une chute de cheval. Le gonflement inflammatoire qui survint était si considérable qu'il m'empêcha de reconnaître ce déplacement dans les premiers jours, et lorsque je pus en juger par la tumeur légère que formait la tête de l'astragale, il fut impossible de remettre cette éminence dans sa place naturelle.

Les mouvements du pied furent gênés pendant longtemps, parce que l'articulation tibio-tarsienne avait souffert une entorse considérable, mais ils se rétablirent par la suite et il ne resta qu'une légère difformité.

Cette observation, pourtant fort douteuse et aussi peu explicite que les autres, frappa l'esprit de Broca. Il la jugea assez probante pour fixer définitivement l'existence possible d'une luxation du scaphoïde sur l'astragale. Pourtant il ne put se résoudre à l'admettre, car ce serait, dit-il « la première qui rappelle une luxation possible astragalo-scaphoïdienne ». L'argument est de peu de valeur et les auteurs modernes, en rejetant cette observation de la liste des luxations sous-astragaliennes où Broca l'avait mise, n'ont pas eu les mêmes scrupules. D'ailleurs Bérard (2) avait déjà admis qu'en fait de luxation médio-tarsienne, cette observation « n'était pas douteuse ».

Certains auteurs, Bœckel notamment, citent comme luxation astragalo-scaphoïdienne l'observation de Beever (3). La voici :

Une chute d'une grande hauteur sur le pied droit avait provoqué une fracture du calcanéum et une luxation du scaphoïde en bas dans l'articulation astragalo-scaphoïdienne. Grâce à un mouvement de rotation et d'extension du pied, on put faire la réduction. Elimination de quelques séquestres du calcanéum. Guérison avec raccourcissement du pied.

Nous ne l'admettons pas, car il y a fracture du calcanéum due probablement à un enfoncement par l'astragale. Que signifie alors la luxation du scaphoïde sur l'astragale ? elle n'est pas pure et est

(1) Boyer emploie la nomenclature de Malgaigne.

(2) Bérard, *loc. cit.*, p. 476.

(3) Beever, *Transactions of the Prov. medical and surg. Association*, 1843, p. 405.

la conséquence inévitable de lésions traumatiques graves au niveau du tarse postérieur. Une fois de plus, il ne faut pas confondre la luxation astragalo-scaphoïdienne avec les cas de fractures entraînant des luxations dans le Chopart.

VI. Observation de Smith (1). — Un homme de vingt-sept ans se fait une luxation du scaphoïde dans l'articulation astragalo-scaphoïdienne en bas et en dedans. Gangrène de la peau au-dessus de la tête de l'astragale qui faisait une saillie nette. Un mois plus tard, tout l'astragale se nécrosa. On l'extirpa. Guérison au bout de deux mois et demi. Dans ce cas, on avait diagnostiqué à tort une luxation de l'astragale.

Ces deux observations de Beever et de Smith parurent à quelques jours d'intervalle. Nous imitons les auteurs, qui les rangent parmi les luxations astragalo-scaphoïdiennes, bien qu'elles soient vraiment trop vagues et imprécises.

VII. Observation d'Adams (2). — Un jeune homme reçoit sur le côté externe du cou-de-pied un lourd sac de riz tombé d'une assez grande hauteur. La tête de l'astragale était fortement portée en dedans et en haut et était luxée sur le scaphoïde. Le chirurgien du service reconnut alors la nature de l'accident. Le pied, peu difforme, est rejeté en dehors sans changement de direction de la plante. La tête de l'astragale formait une saillie sur le côté interne du tarse et laissait au-dessous d'elle une dépression considérable. En haut, l'astragale était solidement engagé dans la mortaise tibio-péronière. La réduction fut obtenue avec la plus grande facilité. Il suffit de repousser avec les pouces l'astragale en bas et en dehors.

Il s'agit donc d'une luxation partielle plantaire de l'articulation de Chopart, et c'est à tort que, tablant sur l'intégrité de l'articulation tibio-tarsienne et la translation du pied en dehors, Broca en fait une luxation sous-astragalienne. Paulet et Chauvel (3) rangent ce cas dans le groupe des énucléations du scaphoïde et font une grossière erreur. Baumgartner et Huguier (4) la citent comme luxation du scaphoïde (nous disons : luxation du scaphoïde *sur l'astragale*) et se refusent à la considérer comme une luxation sous-

(1) Smith, *Transactions of the Prov. medical and surgical Assoc.*, 1843 p. 412.

(2) Adams, *The lancet*, 1847, p. 133.

(3) Paulet et Chauvel, *loc. cit.*, p. 630.

(4) Baumgartner et Huguier, *loc. cit.*, p. 389.

astragalienne. Récemment Morian, dans son travail, en fait aussi un déplacement astragalo-scaphoïdien.

Presque en même temps que l'observation d'Adams, *The Lancet* (p. 133), en 1847, signale la présence, au musée du London Hospital, de deux pièces de luxation du scaphoïde en bas et en dedans. Le blessé avait sauté par la fenêtre au cours d'un incendie et était mort d'une fracture du crâne.

Nous ne tiendrons pas compte de cette observation par trop résumée.

VIII. Observation de Dubrueil (1). — Cet auteur rapporte le fait suivant. On apporte à l'amphithéâtre d'anatomie le cadavre d'un homme âgé d'environ quarante ans sur lequel les renseignements sont muets. Son pied droit présentait une apparence tout à fait normale. La dissection de ce pied montra que la scaphoïde était luxé en bas sous la tête astragalienne et sur le calcanéum, tandis que les autres articulations du pied avaient conservé leurs rapports normaux.

Toutes les observations qui précèdent sont vagues : il leur manque le contrôle opératoire, à défaut du contrôle radiographique; elles n'ont donc qu'un intérêt historique. Nous les avons citées pour être complet. Les cas que nous allons passer en revue maintenant ont autrement de valeur : ils datent de ces dix dernières années et ont été parfaitement identifiés.

IX. Observation de Morian (2). — Sujet âgé de vingt-sept ans, scieur de marbre, amputé de la cuisse droite. Il tombe d'une tribune de théâtre et reste accroché très probablement à une poutre par la pointe du pied gauche. Il dégringole en arrière un escalier de cinq marches, à la renverse.

Lorsqu'au bout de dix jours, le gonflement du pied eut disparu, le médecin traitant constata une lésion particulière du pied et envoya son blessé à l'hôpital Huyssens.

Appelé à le soigner, je constatai que la station debout était douloureuse, la marche impossible. Même au repos, le malade souffrait du côté interne du dos de son pied au-devant de l'articulation tibio-tarsienne. Gonflement modéré du pied, qui présentait l'aspect d'un pied bot non complètement redressé. Les orteils étaient dirigés en dedans, ils étaient fléchis et en supination. Sur le dos du pied, la tête de l'astragale faisait une forte saillie et faisait souffrir le blessé. Sur le bord interne du pied, on notait la présence d'une saillie prononcée, formée par le scaphoïde qui proéminait

(1) Dubrueil, *Gaz. des hôpitaux*, 1871.
(2) Morian, *loc. cit.*, p. 117.

fortement en dedans. Bien que manquant de comparaison (le malade étant amputé), le pied unique paraissait raccourci. L'articulation de Chopart était enraidie. Les mouvements actifs et passifs de l'articulation de Lisfranc, ainsi que ceux des orteils légèrement étendus du côté dorsal, étaient limités. Tous ces mouvements étaient douloureux ainsi que ceux de la tibio-tarsienne.

A la radiographie on note l'existence d'une luxation astragalo-scaphoïdienne, le scaphoïde ayant conservé ses rapports avec les cunéiformes; le calcanéum et le cuboïde étaient également dans leurs rapports normaux. Il s'agissait donc d'une luxation du scaphoïde, ou mieux, d'une luxation astragalo-scaphoïdienne en bas et en dedans.

La réduction sous chloroforme fut obtenue facilement avec un craquement caractéristique, mais la luxation se reproduisit probablement, car une radio montra que la surface articulaire du scaphoïde n'était pas partout en contact avec celle de l'astragale. On renouvela alors les manœuvres de réduction en y ajoutant une pression sur le scaphoïde au côté interne du pied. La réduction, cette fois, resta maintenue. Douze jours après, on enlève l'appareil et le blessé marche avec des béquilles. Plus tard le blessé reprit son travail, mais se plaignit encore pendant un certain temps de douleurs au niveau du scaphoïde.

X. Observation personnelle (inédite). — Sorlot E., âgé de vingt ans, couvreur, entre à Laennec, le lundi 5 juillet 1909, d'urgence pour une chute qui vient de se produire.

Étant en haut d'une échelle, à la hauteur d'un deuxième étage, le blessé, au moment d'escalader le toit avec sa jambe gauche déjà placée sur la toiture, sentit l'échelle glisser latéralement sur le mur. Instinctivement, il veut rétablir l'équilibre et fait redescendre sa jambe gauche, mais il était trop tard : l'échelle tombe et il se raccroche au bord du toit, essayant par un rétablissement de remonter sur celui-ci.

Par malheur, la partie de toiture où il se cramponnait cède, et il tombe tout droit, de plusieurs mètres de haut, sur un sol cimenté. Chaussé de sandales, il tombe sur la pointe des pieds, puis vacille, non en arrière, mais sur son côté droit. Il veut alors se relever, mais ne peut remuer son membre inférieur droit, et en le regardant il s'aperçoit que son pied « est complètement tourné en dedans ».

Appelé à l'examiner comme interne de garde, nous constatons qu'à part de légères contusions de la jambe gauche, l'ensemble des lésions siège au pied droit. Il existe déjà du gonflement qui frappe à première vue, mais en plus on note une torsion complète de tout l'avant-pied en dedans et en haut (supination forcée). Ce varus se caractérise par un angle du bord interne du pied qui correspond à la médio-tarsienne; angle ouvert en dedans et en haut. Le bord interne de l'antétarse et de l'avant-pied est devenu presque supérieur, regardant directement en haut, et un profond sillon marque le changement de direction et d'orientation de ce bord interne.

Sur le dos du pied, à l'inspection on constate qu'en dehors, dans le pro-

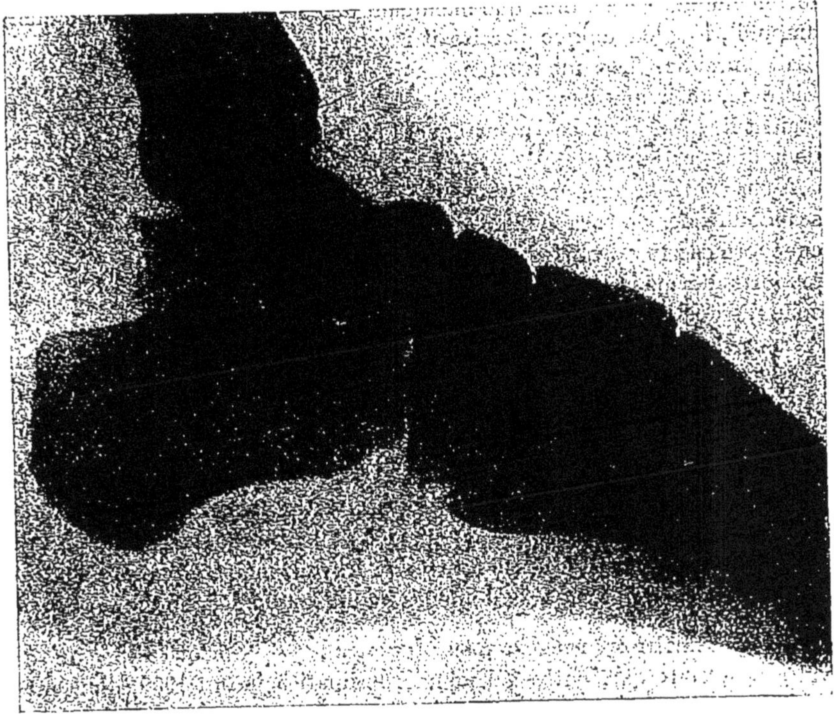

Fig. 2. — L'arrachement de l'apophyse postérieure de l'astragale. Pied droit.

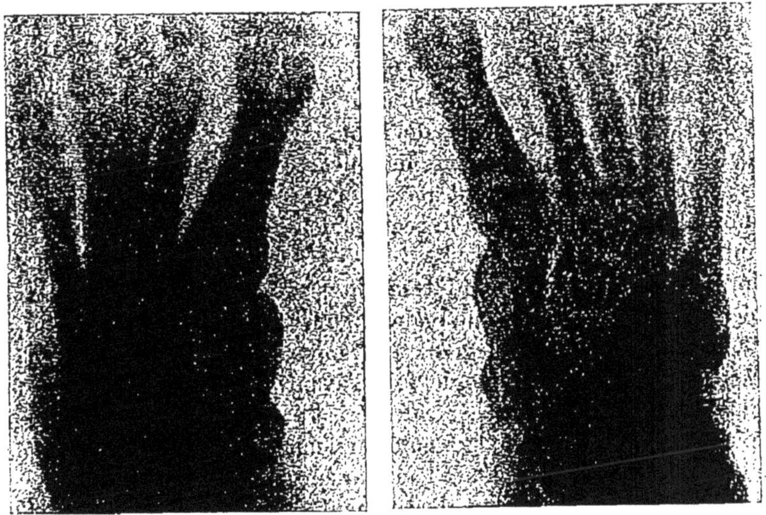

Fig. 3. — Du côté droit, persistance après réduction d'un léger bâillement de l'interligne astragalo-scaphoïdien.

longement de la malléole péronière, à 3 centimètres en avant, la peau est très tendue ; il existe même une plaie linéaire d'éclatement longue de 2 centimètres, d'où s'écoule en bavant du sang veineux. En dedans de cette plaie on aperçoit une saillie considérable qui semble être la tête de l'astragale déplacée et qui rend encore plus nette la déviation de l'avant-pied en dedans.

A la palpation, on peut repérer le sillon du bord interne placé à

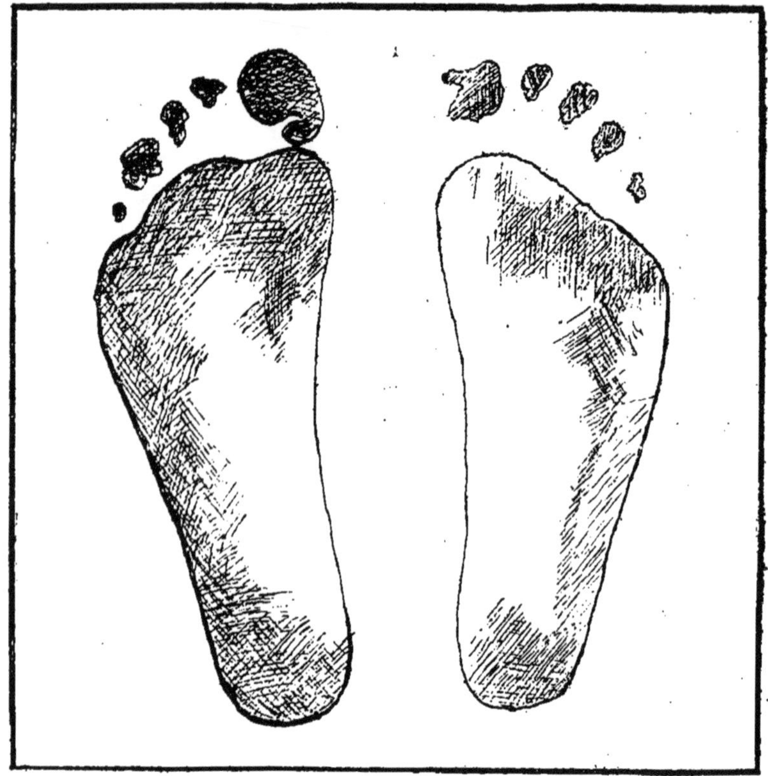

Fig. 4. — Gauche. — Droite (côté luxé).

5 centimètres en arrière du milieu de ce bord. Il est très accentué et, en le remontant avec le doigt, on arrive sur la saillie osseuse du dos du pied : c'est bien la tête de l'astragale, dont on limite le contour et la convexité dirigée en dehors.

Sa pression brutale a fait éclater la peau en dehors, mais on est étonné de constater que l'astragale a conservé ses rapports normaux avec la mortaise tibio-tarsienne.

On tente à la main la réduction, mais, devant l'inanité des efforts, vu surtout qu'il s'agit d'une luxation compliquée de plaie, on intervient immédiatement. Incision d'astragalectomie, externe, recourbée en bas et passant par la plaie. On tombe aussitôt sur la tête astragalienne qui semble être à cheval sur l'interligne scaphoïdo-cuboïdien. En dehors d'elle, on reconnaît les tendons extenseurs communs, la partie supérieure du ligament annulaire est intacte et bride le col. En dedans, on voit sous l'écarteur et l'on sent au doigt l'extenseur propre du gros orteil et le jambier antérieur qui passent en pont sur une cavité béante où le doigt se promène et reconnaît, en avant et en bas, la surface articulaire du scaphoïde. Située en contre-bas, cette cavité est facile à limiter, son plancher est intact.

Ces muscles empêchent la réduction et il suffit de soulever les tendons internes sous un Farabeuf pour qu'immédiatement l'astragale rentre en contact avec le scaphoïde. Étonné de la facilité de réduction, nous faisons plusieurs fois la même manœuvre en empoignant l'avant-pied. On luxe et on réduit sans aucune difficulté.

Nettoyage de la plaie. Drainage. Pose d'une botte plâtrée.

Suites opératoires apyrétiques. Le plâtre est enlevé le quinzième jour et l'on commence de suite le massage. Le pied a sa forme normale. Mensuré, il ne montre aucune modification de longueur (17 des deux côtés de la malléole tibiale à l'extrémité du gros orteil). Sa circonférence est de 28 à droite, de 26 à gauche.

Radiographié le 26 juillet. De face, on aperçoit très bien un écartement astragalo-scaphoïdien, surtout par comparaison avec le côté sain. De profil, on fait une véritable découverte en constatant une fracture postérieure de l'astragale absolument insoupçonnée, avec entier retournement du fragment. Le malade ne s'en était jamais plaint. La tibio-tarsienne est intacte.

L'empreinte plantaire, un mois après l'intervention (fig. 4) montre que le résultat est bon au point de vue fonctionnel. Il existe à droite une différence de netteté, due à ce que le malade appuie moins du côté malade, car il ressent encore une certaine gêne dans la station debout.

Le malade a repris son travail après un séjour de quinze jours à Vincennes.

b. *Variété dorsale.*

Moins fréquente que la luxation du scaphoïde dans la plante, nous possédons cependant six observations de cette variété. L'observation principale et longtemps unique est due à Chassaignac.

XI. Observation de Chassaignac (1). — Un homme atteint de délire furieux se porte à la poitrine trois coups de couteau et se précipite du cinquième étage sur le sol. Les deux pieds, dans leur portion tarsienne, supportent toute la violence du choc, car on ne trouve de fracture sur aucune autre partie du corps.

(1) Chassaignac, *loc. cit.*, 16 mai 1860.

Le pied gauche présente une luxation de l'astragale avec fractures multiples de l'os. Sa tête est chassée en dedans et s'est renversée face pour face. Le pied droit présente une véritable luxation sous-scaphoïdienne de l'astragale (1) et offre les dispositions suivantes.

L'aspect général du pied présente une sorte d'enfoncement de la jambe dans la première rangée du tarse comme si l'astragale broyé se fût affaissé sous le poids des os de la jambe. Le pied est sensiblement raccourci dans le sens antéro-postérieur et présente à la face dorsale, à la distance d'un centimètre à peine de l'extrémité inférieure du tibia, une saillie abrupte que l'on reconnaît tout d'abord pour appartenir au scaphoïde.

Avant toute dissection, on reconnaît aussi que la tubérosité interne du calcanéum a été brisée, mais le reste du pied est intact.

Après dissection, on observe un déplacement en masse du scaphoïde qui, suivi des deux premiers cunéiformes et des deux premiers métatarsiens, a passé au-dessus de la tête de l'astragale et repose par le bord inférieur de sa facette articulaire sur le collet de l'astragale. La tête de l'astragale a donc déchiré complètement le ligament calcanéo-scaphoïdien, s'est enclavée à la place de ce ligament entre le calcanéum et le scaphoïde, prenant une situation tout à fait fixe et dont les plus grands efforts ne peuvent la dégager.

Toute la moitié interne du pied a donc subi une espèce de refoulement vers la jambe en passant par-dessus la tête de l'astragale, et cependant le pied n'est incliné ni à droite, ni à gauche, et se maintient dans sa rectitude et dans son angle habituel. Or, voici par suite de quelles dispositions anciennes la moitié externe du pied, composée du troisième cunéiforme et des trois derniers métatarsiens, a permis au refoulement du pied de s'effectuer sans déviation.

D'abord le troisième cunéiforme, complètement luxé et déprimé de toute sa hauteur vers la face plantaire, a permis au troisième métatarsien de presser au-dessus de lui. Enfin le cuboïde, maintenu dans ses rapports normaux avec le calcanéum, présente tout près de sa surface articulaire métatarsienne une fracture par suite de laquelle les deux derniers métatarsiens, ont suivi le refoulement général du pied en se portant un peu au-dessus du cuboïde. Le tendon du long péronier latéral s'est maintenu, malgré tout ce désordre, dans sa position naturelle. Seulement à son extrémité insertionnelle, il se relève brusquement pour suivre la tête du premier métatarsien relevée elle-même par suite de ses connexions avec le premier cunéiforme et le scaphoïde.

L'astragale, ayant subi un mouvement de révolution verticale, oppose en avant la partie supérieure de sa poulie articulaire de telle sorte que, sans aucun déplacement de latéralité, il y a subluxation de l'os dans son articulation jambière. Le tendon du jambier antérieur est fortement soulevé en avant. Les tendons des longs fléchisseurs des orteils passent sous la

(1) Chassaignac emploie la nomenclature de Malgaigne.

tête de l'astragale, laquelle maintient béant un large hiatus à la face interne du pied.

Telle est l'observation capitale de Chassaignac. Dans la discussion qui suivit à la Société de chirurgie la lecture de cette constatation nécropsique, Huguier admit que, pour qualifier de pareils désordres, vu l'intégrité des rapports avec la mortaise, il fallait admettre une luxation du scaphoïde en haut et en arrière, et non, comme Chassaignac l'avait lui-même intitulée, « une nouvelle espèce de luxation de l'astragale ». Dubrueil, dans sa thèse (1), la dénomme : luxation pré-astragalienne.

XII. Observation de Pieper (2). — Un chauffeur, à bord d'un torpilleur, fit une chute de 2m,50 sur le pied gauche, puis il tomba sur le côté droit.

On constata une saillie sur le dos du pied gauche, en son milieu. Il s'agissait du scaphoïde resté uni au premier cunéiforme. Le pied était en abduction et plat. La flexion du pied sur la jambe était très douloureuse. Le malade contracta une appendicite, et on renonça d'abord à tout traitement.

Quelque temps après, réduction sous chloroforme. Elle s'opéra avec un bruit caractéristique, mais on eut des difficultés à maintenir la réduction. Immobilisation en varus dans un appareil plâtré. Quelques jours après on changea le plâtre. On constata alors que la luxation s'était en partie reproduite, mais les mouvements étaient néanmoins possibles. La station debout était assez douloureuse. Trente-cinq jours après l'accident, le malade marchait avec des béquilles, et un peu plus tard avec une canne. Sept semaines après, guérison sans grands troubles fonctionnels.

XIII. Observation de Riegner (3). — M. T., ouvrier, dix-neuf ans, fait une chute de 8 mètres. Il tombe d'une échelle sur des caisses de bois qui se défoncent. Il se rappelle que la tête de son premier métatarsien a porté sur le sol et que son pied gauche s'est retourné en dehors. A l'entrée du malade à l'hôpital, on constate un gonflement énorme de la face dorsale du pied gauche et de la tibio-tarsienne. Le diagnostic reste d'abord en suspens. On crut à une fracture malléolaire ou du calcanéum. On appliqua un pansement compressif. Après quelques jours, on observa un varus prononcé du pied gauche difficilement réductible. Immobilisation en bonne position dans un plâtre pendant quelques jours. A la levée de l'appareil, le pied se remet en varus. Le malade marche sur le bord externe du pied. D'ailleurs, la marche est fort douloureuse et pénible ; possible seulement

(1) Dubrueil, *Thèse*, Paris, 1864.
(2) Pieper, *Deutsche Militärarztliche Zeitschrift*, n° 6, 1896.
(3) Riegner, *Allegemeine Mediz. Centralzeitung*, n° 53, p. 617, 1901.

avec l'aide d'une canne. Mouvements de flexion douloureux et entravés. La rotation (surtout la pronation) est impossible. L'examen du pied devenu possible décèle : 1° une saillie légère du scaphoïde sur le dos du pied, tandis que la tête de l'astragale ne peut être sentie directement ; 2° un raccourcissement du bord interne du pied comparativement au pied sain ; 3° un écart moindre que normalement entre la tubérosité du scaphoïde et la malléole interne. On soupçonne alors une luxation du scaphoïde et le diagnostic fut confirmé par la radiographie. On reconnut que *le scaphoïde avait conservé ses rapports normaux avec le premier cunéiforme*, mais qu'il faisait saillie au-dessus de la tête de l'astragale qui, elle, paraissait déprimée. On décida de tenter une intervention sanglante.

Le 26 mars 1901, une incision allant du premier cunéiforme le long de l'extenseur propre du gros orteil jusqu'à l'astragale, met à nu le scaphoïde et ses attaches antérieures et postérieures. Les ligaments scaphoïdo-cunéens sont intacts. La face postérieure du scaphoïde est, par contre, luxée en haut et en dedans, tandis que la tête de l'astragale regarde en bas et en dehors.

Au niveau de l'interligne astragalo-scaphoïdien existent des ostéophytes. L'articulation correspondante est recouverte d'adhérences celluleuses de date récente. On fait déhiscer l'article et on extirpe tous les produits de néo-formation, mais la réduction échoue et l'on doit recourir à une résection très parcimonieuse du scaphoïde et de la surface articulaire de la tête de l'astragale pour arriver au but. Après avoir rompu quelques adhérences, on peut réduire la luxation et placer le pied en valgus forcé sans qu'il ait la moindre tendance à se reluxer.

Plâtre pendant quatre semaines. A la levée de l'appareil, la plaie est guérie. Le pied est en bonne position. Massage et mécanothérapie.

La démarche est aisée. Le pied blessé a le même aspect que du côté sain. Palpation non douloureuse. Le bord interne du pied a une longueur normale. Les mouvements de la tibio-tarsienne et du Chopart ne sont pas entravés. Légère atrophie des muscles du mollet, que l'on combat par le massage et la mécanothérapie. La radio du pied ne diffère pas sensiblement de celle du pied opposé.

C'est avec raison que Bœckel, en rapportant cette observation, en constate l'importance. C'est une histoire de luxation astragalo-scaphoïdienne très détaillée et remarquablement complète en tous les détails.

XIV. Observation de Wodarz (1). — Un vitrier âgé de dix-neuf ans fit une chute de 8 mètres et tomba sur des caisses qu'il défonça avec ses pieds. Le malade fut traité d'abord par des massages et des bains de pied

(1) Wodarz, *Deutsche Zeitschrift f. Chirurgie*, Bd LXI, p. 1901.

chauds. Le pied gauche se mit en varus et cela gêna beaucoup le malade.

Wodarz ne vit le malade qu'au bout d'un certain temps. La radio décela une luxation du scaphoïde qui chevauchait sur le col de l'astragale. Articulation scaphoïdo-cunéenne intacte.

Wodaz fit une intervention. Après mise à nu du scaphoïde et tentative vaine de réduction sanglante, ce chirurgien pratiqua une véritable résection de l'articulation astragalo-scaphoïdienne portant sur la surface articulaire des deux os. On immobilisa ensuite le pied en varus forcé. A la levée de l'appareil, réunion de la plaie par première intention. Il y eut rétablissement complet des fonctions du pied.

XV. Observation de Fuhr (1). — F. W... vingt ans. Ecrasé par une locomobile routière le 29 octobre 1902, dans des conditions qui n'ont pas pu être bien fixées.

Le pied gauche ressemble à un pied bot en légère supination. Son bord interne est relevé, fortement concave ; le sommet de courbure correspond à l'articulation de Chopart, au niveau de laquelle la peau présente un sillon. Ecchymose dans cette région. En dedans font saillie les tendons extenseurs des orteils réunis. Sous anesthésie, on sent, en avant de la malléole interne, l'os naviculaire saillant et masqué par l'épanchement sanguin.

La confusion est impossible avec la luxation sous-astragalienne.

Réduction facile sous anesthésie, par traction sur l'avant-pied et pression sur les os luxés. La supination du pied reproduit facilement la luxation. Mort la nuit suivante d'anémie due à la rupture concomitante de l'urètre et d'embolie pulmonaire.

Autopsie : L'extenseur du gros orteil et l'extenseur commun des orteils sont sains. Le pédieux est déchiré. Les ligaments plantaires et dorsaux de l'articulation sont rompus. Les troisième et quatrième métatarsiens sont fracturés.

C'est à propos de cette observation que Vanverts (2) constate qu'il existe un déplacement dans l'articulation calcanéo-cuboïdienne en même temps qu'une luxation astragalo-scaphoïdienne. Cette constatation doit permettre, dit-il, de décrire « une sorte de luxation mixte, complète pour une articulation et incomplète pour l'autre ».

XVI. Observation de Rais (3). — Joseph R..., âgé de trente-six ans, maçon, entre à l'hôpital Saint-Louis, dans le service du Dr Rochard, le

(1) Fuhr, *Munchener Mediz. Wochensch.*, 1903, p. 356.
(2) Vanverts, *loc. cit.*, p. 28.
(3) Rais, *Revue d'orthopédie*, nov. 1909, p. 577.

2 mai 1909, pour une lésion traumatique intéressant les deux pieds. Quatre jours auparavant, il travaillait au deuxième étage d'une maison en construction. Il tomba de cette hauteur sur le sol. Les deux pieds reçurent le poids du corps et s'enfoncèrent en partie dans un amas de plâtras. Puis le malade s'affaissa sur le côté; depuis, il ne put ni se relever ni faire un pas.

Nous le voyons au quatrième jour du traumatisme et, dès l'abord, l'attention est attirée par l'intensité de l'ecchymose qui, au niveau des deux membres inférieurs, s'étend à toute la région du cou-de-pied, envahit le dos du pied et remonte sur les parties latérales jusqu'au tiers supérieur de la jambe. Par contre, il n'y a presque pas de gonflement: deux phlyctènes existent à gauche, au niveau de la gouttière calcanéenne; il n'y en a pas à droite. Aucune déformation nette n'attire l'attention sur un point déterminé du squelette. On procède à un examen méthodique.

A gauche, l'existence des phlyctènes fait présumer une fracture. Le squelette jambier est rapidement mis hors de cause. Au niveau du pied, les points de repère squelettiques sont tous trouvés en situation normale, mais cette recherche est douloureuse au niveau du calcanéum. La douleur existe aussi bien sur les parties latérales que sur la face postérieure. Elle est éveillée par la pression sur le talon, dont l'épiderme épais laisse cependant voir la teinte ecchymotique des tissus sous-jacents. En saisissant, d'une part, le squelette tibio-péronier, d'autre part le talon, et en effectuant des mouvements comparables à ceux que nécessite la recherche du ballottement astragalien, on perçoit de la crépitation. On porte le diagnostic de fracture du calcanéum, et la radio confirme ce diagnostic en montrant un trait de fracture qui commence en arrière sur la face postérieure, à la limite de l'insertion du tendon d'Achille et de la surface de glissement de la bourse séreuse. Le trait se dirige obliquement en avant et en bas; il aboutit au niveau des tubérosités postérieures de la face inférieure.

A droite, tibia et péroné sont également reconnus indemnes. Il existe de la douleur, peu vive à la vérité, au pourtour des malléoles et, en particulier, de la malléole interne. Les bords de cette dernière sont malaisés à délimiter. On dirait qu'elle est fortement épaissie. D'autre part, en avant du tibia, à la place de la tête de l'astragale, existe une dépression accentuée où s'enfonce facilement la pulpe de l'index. Le tubercule du scaphoïde est aussi particulièrement facile à reconnaître. Or sa situation, par rapport au reste du squelette, est normale, identique à celui du côté opposé. Au-dessous de la malléole tibiale et du tubercule du scaphoïde, existe une large dépression verticale, sorte d'ébauche de coup de hache. Le pied se laisse, d'ailleurs, aisément redresser et, dans cette situation, la longueur du dos du pied, mesuré de l'extrémité du gros orteil au bord antérieur de la mortaise tibiale, est identique d'un côté à l'autre (8 centimètres et demi). Il en est de même de la hauteur qui sépare la pointe de la malléole du sol sur lequel on fait poser le pied. Il n'y a pas d'élargissement, pas de ballottement.

En résumé : dépression entre le bord antérieur de la mortaise et le scaphoïde ; voussure légère sous le scaphoïde et la malléole ; présence, à ce niveau, d'une masse osseuse simulant un élargissement de la malléole ; ébauche de coup de hache au bord interne du pied. Tels sont les signes positifs que montre l'examen physique.

Quant aux troubles fonctionnels, ils sont aussi fort peu développés. Les mouvements de l'articulation tibio-tarsienne sont intégralement conservés ;

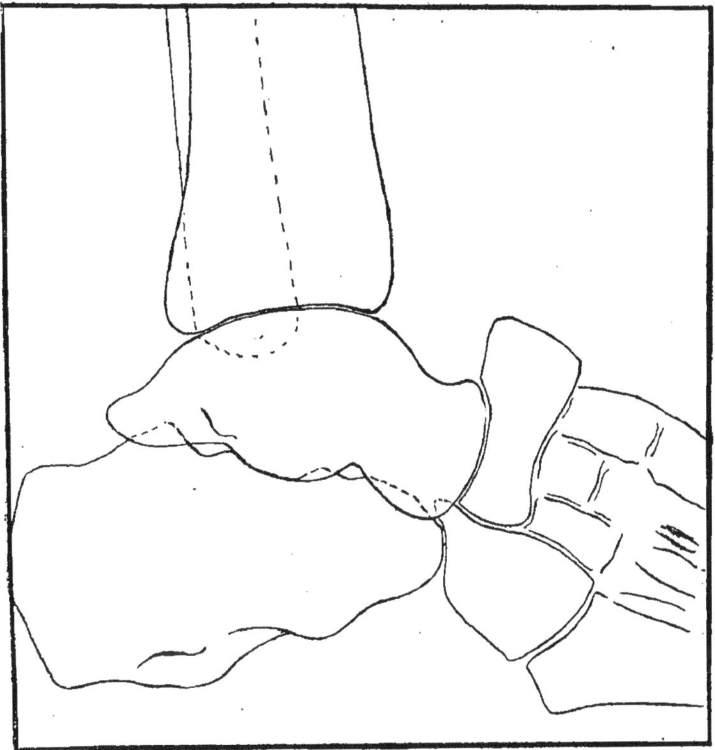

Fig. 5. — Observation de Rais (négatif décalqué).

les mouvements de virage, tangage et roulis du pied sont conservés, mais douloureux, et la douleur limite les mouvements actifs. La pression du pied sur le sol est douloureuse.

La radiographie (fig. 5) montre que les lésions se localisent à l'articulation astragalo-scaphoïdienne, où l'on observe une luxation de la tête astragalienne. Celle-ci a abandonné la cavité du scaphoïde en se portant en bas. L'astragale paraît seul déplacé : le pied étant à angle droit, l'astragale a, dans l'articulation tibio-tarsienne, l'orientation qu'il a dans l'extension. Par ailleurs, la radiographie antéro-postérieure *montre le tenon astragalien correctement en place dans la mortaise, sans déplacement antéro-postérieur*. Le 7 mai, sous chloroforme, d'énergiques manœuvres de réduction sont tentées : on cherche à reporter l'avant-pied fortement en dehors, l'arrière-pied étant maintenu fixé, de façon à faire, en quelque sorte, bâiller l'hiatus rétro-scaphoïdien. On éverse, en même temps, l'avant-pied en haut, pour que la tête astragalienne située en bas trouve plus facilement son chemin. Des pressions locales sur le scaphoïde et la tête de l'astragale cherchent à solliciter la réduction. On perçoit quelques faibles craquements, mais on n'obtient pas la réduction. Cependant, la masse osseuse qui semblait s'étaler en avant et en arrière de la malléole interne a disparu et les contours de la malléole sont devenus nets. Nous avons constaté ce fait sans parvenir à l'expliquer, tous les autres symptômes étant restés ce qu'ils étaient auparavant et une nouvelle radiographie ayant donné un résultat identique. Le malade fut soumis à l'examen du Pr Kirmisson et, sur son conseil, on s'abstint de réduction sanglante, l'absence de déformation marquée du pied, la conservation des mouvements permettant d'espérer un bon résultat.

Au bout de dix jours, le léger plâtre qui maintenait le pied fut enlevé; on commença quelques massages. Le 1er juin (un mois après le traumatisme), le malade commença à marcher. Rapidement, le pied gauche (fracture du calcanéum) se montra en état de reprendre son service. A droite, le malade souffre, et localise sa douleur au niveau des tubérosités calcanéennes et sur les parties latérales du tendon d'Achille. Cette douleur est surtout vive lorsque les mouvements de marche portent l'effort sur l'avant-pied, tendant à redresser la voûte tarsienne. Les orteils ont une tendance marquée à se fléchir et, sur le dos du pied, existe une gêne que la fatigue augmente vite. Pas de symptômes douloureux au niveau du foyer de luxation. D'ailleurs, la marche s'améliore assez rapidement et tout permet d'espérer qu'avant peu, le résultat fonctionnel sera des plus satisfaisant.

Cette observation rapporte donc un cas de luxation astragalo-scaphoïdienne en haut. L'auteur admet que l'astragale est déplacé, et il ajoute aussitôt que « le tenon astragalien est correctement en place dans la mortaise, sans déplacement antéro-postérieur ». Nous savons, suivant les règles de la nomenclature définitivement acceptée aujourd'hui, que c'est le scaphoïde qui, en l'espèce, est l'os luxé. Ici, l'observation est explicite : étant donné que les mouvements de la tibio-tarsienne sont libres et intégralement conservés, qu'il n'existe aucun déplacement dans la mortaise, il est évident que la conclusion de l'auteur, « luxation de la tête astragalienne », est erronée : la radiographie en fait foi.

Telles sont, actuellement à notre connaissance, les seules observations qui méritent de prendre place dans le cadre des luxations médio-tarsiennes partielles astragalo-scaphoïdiennes. Il en existe d'autres, mais nous ne pouvons en tenir cas, puisque les auteurs n'ont pas publié leurs observations. Albert (1), notamment, parlant de la luxation incomplète astragalo-scaphoïdienne dans l'articulation de Chopart, lui consacre quatre lignes : il dit avoir deux observations de luxation astragalo-scaphoïdienne « où le pied se trouvait en flexion plantaire et en pronation ». Il s'en tient là et n'a pas publié ses observations. Nous mentionnons, pour être complet, ces documents, mais nous ne pouvons nous contenter d'une phrase aussi laconique.

En plus, c'est à dessein que nous n'avons pas prononcé d'autres noms d'auteurs, car certaines observations que citent des traités déjà anciens ne méritent pas de figurer ici. Il ne s'agit pas, dans ces cas, de déplacement médio-tarsien au sens où nous l'avons défini, et nous n'en parlons pas, car la discussion critique de ces observations nous entraînerait beaucoup trop loin. Les cas anciens de Carmichael, Thierry, etc., ne sont peut-être pas des luxations sous-astragaliennes, mais n'en sont pas davantage pour cela des exemples de luxation dans l'interligne de Chopart (2).

A côté des observations publiées de luxation astragalo-scaphoïdienne, notre tâche consistait encore à rechercher, dans les trouvailles d'autopsie, s'il ne se rencontrait pas de luxations identiques à la nôtre. Il était donc nécessaire d'examiner les pièces anatomiques déposées au Musée Dupuytren afin de voir s'il n'existait pas des cas analogues à notre déplacement.

Dans les très belles collections de ce musée, nous avons étudié les pièces sèches et moulages de luxations du pied. Nous donnons ici une observation de luxation médio-tarsienne partielle. Cette pièce, 762 *h* de la collection, est due à Fredet. Delorme, Baumgartner et Huguier (p. 389) en parlent, en disant que « cette pièce déposée au Musée Dupuytren, n° 763, est un type de luxation incomplète du tarse antérieur sur le tarse postérieur, luxation dans l'articulation de Chopart dont le premier degré est la subluxation du scaphoïde sur l'astragale, et le second degré, celle du cuboïde sur le calcanéum » (3).

(1) Albert, *Lehrbuch der Chirurgie*, 1891, Bd IV, p. 476.
(2) Nanet, *Thèse*, Paris, 1886.
(3) La pièce en question est le 762 *h* et non le 763 qui représente un modèle

Voici l'observation de Fredet (1), et nous joignons à l'histoire clinique le dessin de la déformation (fig. 6).

Luxation de la tête de l'astragale en haut et en dehors. Homme de soixante ans qui se jeta d'un pont élevé de 8 mètres et se tua sur le

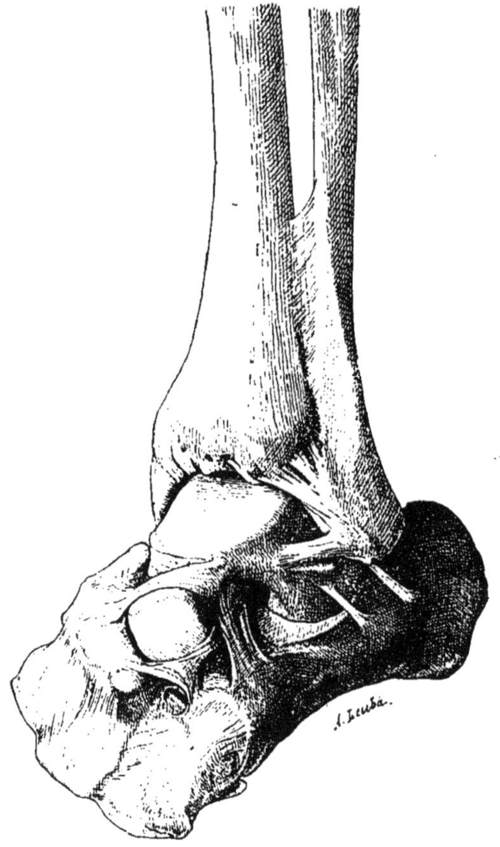

Fig. 6.

coup. Le pied est fortement incliné en dedans. Il y a une certaine analogie avec le pied bot varus. Au niveau de la région médio-tarsienne, il existe une saillie assez notable due au scaphoïde. La peau n'avait point été déchirée.

La tête de l'astragale, portée en haut et en dehors, laisse apercevoir les quatre cinquièmes de sa surface articulaire. Le ligament astragalo-scaphoï-

en plâtre de luxation de l'astragale dû à Judey et publié en 1811 (*Bulletin de la Faculté*, p. 81).

(1) Fredet, Communication Lannelongue (*Soc. de chirurgie*, 1874, p. 672).

dien supérieur est rompu ; aussi la tête de l'astragale chevauche sur le scaphoïde. *Les rapports de l'astragale avec la mortaise tibio-tarsienne sont conservés et les autres articulations astragalo-calcanéennes n'offrent point de déplacement.* Seul le cuboïde paraît légèrement déplacé sur le calcanéum sans rupture ligamenteuse. Il fait une légère saillie en haut et en dehors.

Il s'agit bien, comme dans notre cas personnel, de luxation plantaire : le scaphoïde est complètement luxé sur l'astragale, et de plus, du côté externe, on voit un léger chevauchement articulaire dans la calcanéo-cuboïdienne. Ce mouvement, ébauché en dehors, résultat inévitable de la volutation extrême de l'avant-pied, est ici aussi bien spécifié que dans le cas de Führ (obs. XVI). Houel, qui rapporte cette observation, ajoute : « Cette pièce offre une certaine analogie avec une luxation qui fut présentée par M. Chassaignac à la Société de chirurgie. »

En étudiant le dessin de cette pièce, on constate que, malgré la déchirure de la lame ligamenteuse antérieure tibio-tarsienne due à l'hyperextension du pied dans la chute et sans importance (1), l'intégrité de la mortaise est complète. Ces solides ligaments latéraux sont intacts et garantissent qu'aucun mouvement en avant de l'astragale dans la tibio-tarsienne n'a pu se produire. Houel, d'ailleurs, l'avait déjà constaté avant nous.

Cette pièce, en démontrant l'existence des déplacements articulaires dans l'interligne de Chopart, a pour nous une importance capitale.

Dans la discussion qui suivit la présentation de cette pièce, Dubrueil insista sur l'importance de cette observation qui consacre l'existence des luxations médio-tarsiennes, « luxation à laquelle j'ai donné le nom de pré-astragalienne ».

Marc Sée rapporte avoir plusieurs fois rencontré des cas identiques à celui de Fredet ; malheureusement il ne donne aucun renseignement complémentaire et n'a, par la suite, jamais fait connaître ses observations.

Nous devons cependant faire remarquer que cette luxation astragalo-scaphoïdienne n'est pas, comme le croient tous les auteurs, absolument pure. Comme M. Destot nous le montrait sur

(1) Rognetta a depuis longtemps montré dans ses expériences qu'une simple extension du pied avec pression de haut en bas déchire toujours le ligament antérieur de la tibio-tarsienne.

le dessin, il est des plus nets qu'il y a eu, en plus, un léger déplacement sous-astragalien concomitant. Nous sommes donc obligés de faire certaines réserves et nous serons moins affirmatifs que les anciens.

Une autre pièce du Musée Dupuytren est partout citée comme luxation médio-tarsienne partielle et incomplète du scaphoïde. C'est le n° 763 *a*, offert par Benjamin Anger en 1877. L'étiquette porte : « Luxation du scaphoïde en haut sur les cunéiformes ».

Ce n'est donc pas l'interligne de Chopart qui est intéressé, et nous dirons de cette lésion : « Luxation des cunéiformes sur le scaphoïde » due à un enfoncement par choc direct (bicyclette de manège) et dislocation du tarse antérieur.

Voici donc, par les observations et la clinique, et uniquement par elles, la preuve de l'existence de ces luxations. Il nous suffira désormais, à l'étude du mécanisme, de venir affirmer l'exactitude de ces documents cliniques par la présentation de pièces expérimentales.

2° Luxation calcanéo-cuboïdienne. — Les anciens auteurs, nous le savons, avaient, par des observations, montré la possibilité de ce déplacement articulaire isolé, et d'après Piedagnet, cité par Chelius (1), « le cuboïde peut se luxer en haut isolément ». Dans notre chapitre de définition, nous avons déjà rejeté ce déplacement, qui, ainsi que le disait Broca, semble impossible au point de vue anatomique. Existe-t-il donc des preuves cliniques, des observations indéniables qui ont pu inciter les auteurs à admettre, malgré tout, la luxation calcanéo-cuboïdienne isolée ? Nous allons le rechercher maintenant, en faisant l'exposé critique des observations publiées sous ce titre. Nous verrons ce qu'il faut en penser.

Aujourd'hui encore, on cite comme exemples indéniables de luxation calcanéo-cuboïdienne isolée deux observations absolument péremptoires : ce sont les cas de Piedagnet (2) et de Laurenzi (3). Faisons de suite justice et signalons comme grosse erreur le fait de prendre pour luxation calcanéo-cuboïdienne l'histoire de Piedagnet qui est une énucléation du scaphoïde.

(1) Chelius, *System of surgery*. American edition, vol. VI, p. 360.
(2) Piedagnet, *Journal universel et hebdomadaire*, 1831, p. 208.
(3) Laurenzi, *Rivista Soresani*, 1874, p. 477.

Résumé de l'observation de Piedagnet. — Homme dont le pied est pris entre un pavé et une roue de voiture. Imminence de gangrène. Amputation de jambe. Mort. A l'autopsie, le scaphoïde a perdu tous ses rapports avec l'astragale et les cunéiformes. Il est déjeté en dedans avec fracture de sa partie externe.

L'autre observation que l'on donne comme consacrant l'existence de la luxation calcanéo-cuboïdienne est due à Laurenzi. Nous l'avons retrouvée ; il s'agit d'une luxation complexe du postérotarse avec retournement de l'astragale.

Mais à côté de ces deux cas qu'Heully, tout récemment encore, donnait comme exemples de déplacement calcanéo-cuboïdien et qui n'en sont pas, il nous faut de plus en présenter d'autres qui ont été mal étiquetés et qui pourraient faire croire à une luxation qui jusqu'ici n'a pas été démontrée par la clinique.

L'observation qui pourrait le plus faire penser à une luxation calcanéo-cuboïdienne est rapportée par Follin et Duplay (1), qui l'attribuent a Malgaigne.

Observation. — Lésion produite par la chute sur la jambe et le pied d'une pièce de bois tombant d'une certaine hauteur. Au-dessous de la malléole externe, profondément déprimée, on sentait une saillie considérable formée par les faces supérieure et externe du calcanéum. On reconnaissait en avant sa grande apophyse séparée du cuboïde au-dessus duquel elle faisait saillie.

Les articulations astragalo-scaphoïdienne et tibio-astragalienne étaient intactes et les mouvements de la jambe sur le pied conservés, à part l'adduction et l'abduction qui étaient un peu douloureuses. La réduction se fit aisément, un aide attirant la jambe en dehors tandis que le chirurgien pressait de la paume de la main sur la saillie du calcanéum pour repousser celui-ci de dehors en dedans. Guérison complète.

Il semblerait donc qu'il existe une observation authentique de luxation calcanéo-cuboïdienne pure, mais nous n'avons pu retrouver ce cas dans l'ouvrage de Malgaigne et, de plus, si elle existe, la rédaction de Follin et Duplay doit être fort incomplète, attendu que Malgaigne, dans son *Traité des luxations*, affirme textuellement n'avoir jamais rencontré une observation isolée de luxation du cuboïde ou tout au moins de luxation ne s'accompagnant pas de déplacements d'un ou de plusieurs autres os du tarse. « Je ne sache

(1) Follin et Duplay, tome III, p. 399.

pas, dit-il, qu'on ait vu le cuboïde luxé isolément (1). » Il y a donc confusion (2).

Les autres observations de luxation calcanéo-cuboïdienne pure rapportées par tous les auteurs sont les suivantes :

Observation de Howschip (3); résumé. — Vieillard tombant dans un escalier et se luxant le cou-de-pied. Howschip trouve le pied déjeté en dehors, le péroné fracturé et les ligaments latéraux internes rompus. Après immobilisation de deux mois, le malade reste boiteux. Décès par maladie intercurrente.

Autopsie. Astragale ankylosé avec le tibia, le péroné, le calcanéum. Ces quatre os ne forment plus qu'une masse unique, mais le calcanéum était placé sur un des côtés de l'astragale au lieu d'être en dessous de lui. La tête de l'astragale était restée articulée au scaphoïde. *Le calcanéum était quelque peu séparé du cuboïde.* La pièce est déposée au musée du Collège des chirurgiens.

Certains auteurs trop complaisants donnent ce cas comme un exemple de luxation du calcanéum sur le cuboïde. Or le déplacement dans la partie externe de l'interligne de Chopart n'est, ici, que la conséquence inévitable d'une fuite en dehors du calcanéum sous l'astragale. Il s'agit d'une luxation sous-astragalienne.

Observation de Jarjavay (4). — Le cuboïde entraînant le cinquième métatarsien était luxé en bas... Le scaphoïde était écrasé et ses débris étaient portés en dedans de la partie antérieure de l'astragale,... etc.

Cette observation est une luxation médio-métatarsienne externe, mais non une médio-tarsienne. Elle est intéressante en montrant que, ici comme dans l'autre observation de Howship, si le cuboïde se luxe isolément sur le calcanéum, il s'agit en réalité d'un déplacement secondaire et accessoire compliquant une fracture du scaphoïde ou des écrasements tels des os voisins qu'elle perd, du fait même, son individualité.

(1) Malgaigne, *loc. cit.*, t. II, p. 1076.

(2) Follin et Duplay rapportent une seconde observation de luxation calcanéo-cuboïdienne due aussi à Malgaigne, mais ici, il est évident qu'il s'agit d'une énucléation du cuboïde, l'observation est formelle : « le cuboïde presque complètement expulsé de sa place faisait sur le bord externe du pied une saillie de 2 centimètres ».

(3) Howschip, citée par B. Anger, se trouve dans Hancock, *The Lancet*, 1844, p. 350-70.

(4) Jarjavay, *Soc. de chirurgie*, 1861.

Une autre observation de luxation calcanéo-cuboïdienne se trouve dans la thèse de Trabut.

Observation de Trabut (1). — Blessé ayant fait un faux pas et que l'on dut amputer cinq mois après l'accident sans avoir porté de diagnostic précis. On constate un déplacement total de l'astragale en avant et en dehors avec une luxation calcanéo-cuboïdienne. Le bord interne du pied était fortement relevé. Celui-ci était porté en adduction. L'astragale faisait une saillie de plus de 2 centimètres en dehors et au-dessus du scaphoïde, et la facette articulaire du calcanéum débordait en haut et en dehors la facette du cuboïde de plus d'un centimètre. Les ligaments dorsaux étaient rompus ainsi que le ligament en γ. Le ligament calcanéo-scaphoïdien inférieur était arraché à sa partie interne, mais le calcanéo-cuboïdien inférieur avait résisté.

Les considérations de l'auteur sur son observation nous évitent des commentaires. « La luxation médio-tarsienne est loin d'être simple; ici elle se complique d'une luxation de l'astragale sur le calcanéum. » Il faut dire que l'auteur, quelques lignes plus haut, vient de définir la luxation médio-tarsienne « un déplacement entre la première et la seconde rangée du tarse, astragale et calcanéum conservant leurs rapports anatomiques réciproques ». C'est probablement pour plus de sûreté et comme pris de remords qu'il termine son paragraphe en intitulant son cas : « Luxation totale du cou-de-pied ».

Il ne resterait donc aujourd'hui aucun exemple clinique de la luxation isolée du cuboïde sur le calcanéum. Les cas de Bähr (2) ne nous intéressent pas. Quant à l'observation de Soubottich citée par Heully comme luxation du cuboïde, il s'agit d'un renversement complet du premier cunéiforme, et non du cuboïde au cours d'une luxation du métatarse (3).

Enfin, à côté de ces observations cliniques, nous citons une pièce anatomique présentée par Foucher en 1854 (4) et déposée au Musée Dupuytren. Elle y porte le numéro 762 et est connue comme « luxation calcanéo-cuboïdienne ». Voici de quoi il s'agit :

Cas de Foucher. — L'extrémité antérieure du calcanéum est reportée en dedans et présente en avant une dépression au fond de laquelle on voit le

(1) Trabut, *Thèse*, Montpellier, 1878.
(2) Bahr, *Sammlung klinisch. Vortrage*, 1895, n° 136.
(3) Voy. Observation citée par Quénu et Kuss, *loc. cit.*, p. 35.
(4) Foucher, *Soc. anatomique*, 1854.

cuboïde. Cet os que l'on n'aperçoit plus sur la face dorsale apparaît à la face plantaire, où il forme une saillie considérable. Sa face postérieure correspond encore, par sa moitié supérieure, à la face antérieure du calcanéum. Les faces antérieure, externe, interne sont à peu près complètement libres. L'extrémité postérieure du cinquième métatarsien fait une saillie.

En plus, luxation de l'astragale par rotation autour de son axe vertical (face postérieure tournée en dehors). La face inférieure ne correspond plus au calcanéum que dans sa moitié postérieure. La poulie astragalienne est transversale dans la mortaise. Luxation astragalo-scaphoïdienne.

Quant au calcanéum, sa face supérieure est recouverte par la malléole externe. L'extrémité antérieure du calcanéum est reportée en dedans. L'astragale est luxé en dedans, au-dessous de la molléole interne.

Malgaigne fait de ce cas une luxation sous-astragalienne (1); pourtant le plus curieux est, dit-il, « ce déplacement de l'astragale dont la poulie est complètement renversée en dehors ». C'est ce déplacement qui domine toute l'histoire des lésions. D'ailleurs Houel, qui cite cette observation comme pouvant être un exemple rare de luxation du cuboïde, la récuse complètement.

En terminant ce chapitre, nous devons cependant faire remarquer que nous connaissons un cas de luxation calcanéo-cuboïdienne isolée, mais ce n'est que l'exception qui confirme la règle. Il nous a été rapporté verbalement par M. Destot (de Lyon) : c'est l'histoire d'un blessé entré d'urgence dans le service du Dr Vallas à l'Hôtel-Dieu de Lyon. Il était tombé le pied à plat sur une grosse irrégularité du sol et avait un déplacement du cuboïde. La réduction fut faite immédiatement par l'interne de garde. Pas d'observation ni de radiographie. Il s'agit donc d'un cas d'« estampage du cuboïde » et il est évident que, dans ces conditions seules, le déplacement est possible; il n'a d'ailleurs aucun intérêt, car l'os le plus solidement attaché pourra être luxé si on l'y sollicite directement avec une masse et un marteau. Nous n'avons cité cette observation vague que pour être complet et aussi pour montrer que la luxation vraie du cuboïde sur le calcanéum, telle qu'elle nous intéresse, est une impossibilité.

On voit donc, au point de vue de la luxation isolée du cuboïde sur le calcanéum, qu'en l'absence d'observations, de faits clini-

(1) La fiche de la pièce porte la mention : « Luxation de l'astragale par rotation autour de son axe vertical avec luxation du cuboïde en bas vers la face plantaire du pied ».

ques indéniables (1), l'ancienne division des luxations médio-tarsiennes partielles est absolument controuvée. Le déplacement calcanéo-cuboïdien est signalé dans bien des observations, soit de déplacement sous-astragalien (2), soit de luxation astragalo-scaphoïdienne (Führ, obs. XVI). Il est plus ou moins accentué (entorse, luxation légère) et nous le retrouverons à propos du mécanisme.

Au point de vue clinique, nous admettrons donc, en résumé, que, par choc direct appliqué sur le cuboïde, il peut se produire des déplacements de cet os uniquement sur le calcanéum. Déjà extraordinairement rare, le fait peut se concevoir et d'ailleurs n'a pas d'intérêt. Mais en tant que luxation indirecte seule du cuboïde sur le calcanéum (à la suite d'une chute d'un lieu élevé, par exemple) nous pouvons dire, aujourd'hui encore, avec Bérard, Broca, Malgaigne, Houel, Hamilton, Tillaux, Gross, König, etc., que cette luxation « n'a jamais été signalée par personne ».

B. — **Luxation médio-tarsienne totale.**

Les observations, ici encore, deviennent de plus en plus nombreuses. Madelung, en 1909, en connaissait neuf cas : nous avons pu en colliger dix-sept observations, dont une nous est personnelle. Nous les passerons en revue en les rangeant, suivant la variété *plantaire*, très fréquente, et *dorsale*, plus rare. Dans chacun de ces deux sous-titres, nous suivrons l'ordre chronologique et, pour toutes les observations antérieures à 1898, nous justifierons de la classification des cas rapportés par les Anciens ; en effet, la plupart de ces faits cliniques ont été niés de nos jours, d'autres ont été mal catalogués par leurs auteurs (3).

Nous nous en tiendrons à cette division en deux grands chapitres de variétés plantaire et dorsale, préférant, pour la clarté de

(1) Le cas de Demoulin (*Soc. de chirurgie*, 1903) est une luxation cunéo-scaphoïdienne avec déplacement calcanéo-cuboïdien. Le cuboïde et les trois cunéiformes sont luxés en dehors. Il s'agit de ce que Delorme a appelé la *luxation transversale irrégulière* du pied.

(2) Broca, *loc. cit.*, p. 1853.

(3) Avec les auteurs modernes qui ont étudié la question, nous n'admettrons pas, comme luxation médio-tarsienne digne de prendre rang ici, le cas de Moutard-Martin (*Société anatomique*, 1874, p. 381), que signale Delorme. Il s'agit en effet de lésions aussi complexes qu'étendues de tout le tarse : luxation tibio-tarsienne, luxation médio-tarsienne, fractures des deux malléoles, luxation sous-astragalienne, etc., etc.

l'exposé, signaler, en terminant, dans une vue d'ensemble le sens de la translation externe ou interne.

1° *Variété plantaire.*

I. Observation de J.-L. Petit (1). — Il y a une luxation que l'on a prise quelquefois pour une luxation de tout le pied et qui n'est que la luxation de l'astragale et du calcanéum sur le scaphoïde et le cuboïde. Je ne l'ai vue que deux fois et toutes deux avaient été causées par l'engagement du pied dans quelque entrave, comme sous la barre de fer qui fait le pont du ruisseau des portes cochères ou autres semblables. On conçoit bien que si le pied est ainsi tenu et que le corps soit emporté d'un côté ou de l'autre, il y aura luxation, non de l'articulation de l'astragale avec la jambe, mais de l'articulation de l'astragale et du calcanéum avec le cuboïde et le scaphoïde. Cette maladie se reconnaît par la seule difformité. Elle indique le côté où les os se sont luxés. La réduction est plus difficile, car les mains ont peu de prises.

Cette observation est notoirement insuffisante et l'on excuse les protestations que fit entendre Broca à leur sujet. Pourtant, bien que très vague et à peine ébauché au point de vue clinique, nous devons, eu égard à l'autorité incontestable de son auteur, accepter ce passage comme étant le premier cas de luxation médio-tarsienne. Outre que l'on ne peut admettre qu'un clinicien comme J.-L. Petit ait publié des observations à la légère, il faut surtout insister sur ce fait qu'il y décrit fort bien un des mécanismes rencontrés le plus fréquemment au cours des luxations de l'articulation de Chopart. « L'engagement du pied sous la barre de fer qui fait le pont du ruisseau des portes cochères » est un des modes d'hyperextension que nous retrouverons souvent dans l'étude pathogénique de ces déplacements articulaires. C'est cette finesse d'observation qui nous permet d'admettre l'exactitude des documents scientifiques de J.-L. Petit. Avant Broca, d'ailleurs, cette observation était considérée comme l'unique exemple de luxation médio-tarsienne. Certains pourtant, entre autres Richerand (2), la présentaient comme une luxation du scaphoïde; cette interprétation est inexcusable, car, si laconique soit-elle, l'observation est cependant explicite à cet égard.

(1) J.-L. Petit, *Maladie des os*, Paris, 1723.
(2) Richerand, *Nosographie médicale*, Paris, 1805.

Les observations qui, chronologiquement, suivent celles de J.-L. Petit appartiennent à Astley Cooper. Les auteurs modernes en citent deux, mais nous laisserons de côté la seconde observation qui, ainsi que nous l'avons déjà dit (p. 10), fut une véritable mystification (Broca).

II. Observation d'Astley Cooper (1). — Un homme travaillant au pont de Southward à Londres reçut sur l'extrémité du pied une pierre d'un grand poids. Il fut immédiatement porté à Guy's Hospital. Il présentait alors l'aspect suivant : le calcanéum et l'astragale demeuraient dans leur situation normale, mais l'avant-pied était déplacé en dedans. Quand les étudiants examinèrent le blessé, l'aspect du pied rappelait si exactement celui du pied bot qu'ils ne purent tout d'abord s'empêcher de croire qu'il s'agissait d'une difformité de ce genre, mais sur l'affirmation du blessé qu'avant l'accident le pied n'était pas tordu, on eut recours à l'extension et la réduction s'opéra. Cet homme sortit de l'hôpital au bout de cinq semaines, se servant librement de son pied.

Thomas (de Tours) nous apporte la première observation sérieuse de luxation médio-tarsienne, type plantaire :

III. Observation de Thomas (2). — Nicolas Michel, charretier, 28 ans, entré à l'hôpital de la Charité dans le service de Denonvilliers le 15 juillet 1865.

La veille, en voulant monter sur sa charrette, Michel a perdu l'équilibre et est tombé à terre sur les pieds et consécutivement sur le dos et la tête. La roue de la charrette lui a-t-elle passé sur le pied gauche dont il se plaint de souffrir beaucoup ? Il l'ignore, étant, au moment de sa chute, dans un état voisin de l'ivresse. Immédiatement après, il a éprouvé une très violente douleur dans le pied gauche, n'a pu marcher et s'est fait transporter à l'hôpital.

Le pied gauche est le siège d'un gonflement considérable. Il présente une teinte violacée assez prononcée et sur la face dorsale quelques excoriations légères, mais semblant indiquer qu'une violence extérieure a fait sentir son action en ce point. La convexité de la face dorsale du pied est notablement augmentée par le gonflement, qui cesse à la partie inférieure de la jambe. La face plantaire, au lieu d'être concave, est fortement convexe. Les téguments sont tendus et on ne peut déprimer les parties molles jusqu'à sentir les saillies osseuses sous-jacentes. La pression étant en outre très douloureuse, on ne peut prolonger plus longtemps cette exploration. Le pied semble un peu raccourci.

La pression sur la partie inférieure des os de la jambe gauche et sur les malléoles externe et interne ne détermine qu'une très légère douleur. Il

(1) A. Cooper, *On dislocation*, Paris, 1823, p. 276.
(2) Thomas, *Soc. médicale d'Indre-et-Loire*, Tours, 1866, p. 39.

n'existe aucune déformation au niveau de l'articulation tibio-tarsienne et les mouvements de flexion et d'extension du pied sont libres et peu douloureux. La pression sur le calcanéum en bas, en arrière et sur les côtes ne détermine non plus ni douleur ni crépitation.

En saisissant d'une main la partie inférieure de la jambe au niveau et un peu au-dessus des malléoles, et de l'autre main l'avant-pied, et en cherchant à imprimer à celui-ci des mouvemeuts de totalité en dehors ou en dedans, on provoque une très vive douleur. En outre, les mouvements communiqués dans ce sens, qui sont possibles quoique peu étendus, s'accompagnent quelquefois, mais non constamment, de crépitation.

La possibilité d'imprimer à l'avant-pied des mouvements de translation d'un côté à l'autre et la crépitation qui accompagnait ces mouvements nous engagèrent à admettre qu'il s'agissait d'une fracture du col ou de la petite tête de l'astragale avec déchirure des ligaments calcanéo-cuboïdiens. Mais l'excessive douleur que l'exploration provoquait nous empêcha de continuer notre examen et de rechercher, dans l'existence de nouveaux signes, la confirmation de notre diagnostic.

Denonvilliers vit le malade le lendemain et, en présence du gonflement du pied et des vives douleurs que déterminait l'examen, s'en rapporta à notre diagnostic. Il prescrivit de placer le membre dans une gouttière, de l'y fixer et de le recouvrir de compresses résolutives, attendant, pour se prononcer d'une façon plus précise, que le gonflement eût en partie disparu. Les jours suivants, la douleur était moins vive et la tuméfaction moins considérable lorsqu'un érysipèle se développa autour de la plaie du cuir chevelu et, en quelques jours, entraîna la mort du malade.

Dissection du pied gauche. — Les articulations tibio-tarsienne et calcanéo-astragalienne sont intactes. Les ligaments antérieurs de l'articulation médio-tarsienne sont déchirés. La tête de l'astragale et la surface cuboïdienne du calcanéum forment au-dessus de la deuxième rangée des os du tarse une saillie anormale très prononcée. Ces os ne sont plus en rapport avec les surfaces articulaires correspondantes du scaphoïde et du cuboïde et sont directement recouverts par les tendons des muscles extenseurs et jambier antérieur et les faisceaux du pédieux.

Le scaphoïde a été fracturé d'avant en arrière. Son fragment externe (1), représentant encore le tiers de la totalité de l'os, a seul conservé ses rapports normaux avec les cunéiformes : le fragment interne a glissé de haut en bas et forme à la face plantaire du pied une saillie d'un centimètre environ. L'astragale repose sur la face supérieure du scaphoïde ainsi déplacé.

Le cuboïde a conservé ses rapports avec les métatarsiens, et les ligaments qui l'unissent au scaphoïde n'ont pas été rompus. Il se trouve encore en contact avec la surface articulaire du calcanéum, mais seulement dans sa

(1) Le texte original de Thomas porte à cet endroit « interne ». En se reportant au reste de la phrase et surtout à la planche publiée, on voit qu'il s'agit d'une erreur de rédaction évidente et facile à corriger.

moitié inférieure. Pour permettre un pareil déplacement, outre les ligaments supérieurs de l'articulation médio-tarsienne, le ligament en γ a été rompu à ses insertions postérieures et les insertions du ligament calcanéo-scaphoïdien interne arrachées en partie. Seul, le ligament calcanéo-cuboïdien inférieur a résisté au traumatisme.

Il s'agit donc, dans cette observation, d'un cas de luxation médio-tarsienne complète, variété plantaire. Cette observation est d'ailleurs remarquable à plus d'un titre. En effet, elle marque le premier cas indiscutable de luxation complète dans l'articulation de Chopart et nous devons la considérer comme une véritable observation *princeps*, car, pour la première fois, nous trouvons une histoire clinique minutieuse et surtout s'accompagnant d'un procès-verbal d'autopsie. Du même coup, et grâce à Thomas, l'existence de ces luxations devient indéniable et nous devons admettre la possibilité de ces déplacements articulaires qui, jusqu'alors, n'étaient « que de prétendues luxations établies sur des bases erronées », comme disait Broca.

En accordant la priorité à L. Thomas, nous sommes en désaccord avec les quelques auteurs (Destot et Durand, Tixier et Viannay, etc.), qui, tous, signalent qu'à la même époque, Benjamin Anger (1) rapporta une observation de luxation médio-tarsienne. Ils en font deux observations différentes, accordant même à B. Anger l'honneur d'avoir donné à cette luxation sa consécration anatomo-pathologique. Vanverts s'élève, avec raison, contre cette confusion des textes, car, en relisant l'histoire des deux malades et, surtout, en comparant les figures qui sont identiques, on s'aperçoit qu'il s'agit du même malade. B. Anger rapporte son observation dans son *Traité iconographique des maladies chirurgicales* (2). Or, Thomas, en publiant la planche qui accompagne son texte, ajoute « qu'elle est la reproduction d'un dessin fait d'après nature par M. Léveillé pour « le *Traité iconographique des maladies chirurgicales* de mon ami et collègue le Dr Anger ».

(1) B. Anger, *Traité iconographique des maladies chirurgicales*, 1865, n° 6322, p. 623 et 624.

(2) Cette observation se trouve dans le tome III, p. 323. Or, ce traité de B. Anger, commencé en 1865, a mis quatre ans à paraître. Il comprend cinq volumes et, dans ces conditions, on a le droit d'accorder la priorité à Thomas, qui publia son observation en 1865-1866.

Tout est superposable dans les deux observations. On va pouvoir s'en rendre compte :

Observation de B. Anger. — Un homme entre à la Charité, blessé au pied gauche, ayant sauté d'une hauteur qu'il ne peut déterminer pour échapper à un incendie.

Le pied gauche est examiné avec soin : léger aplatissement de la voûte

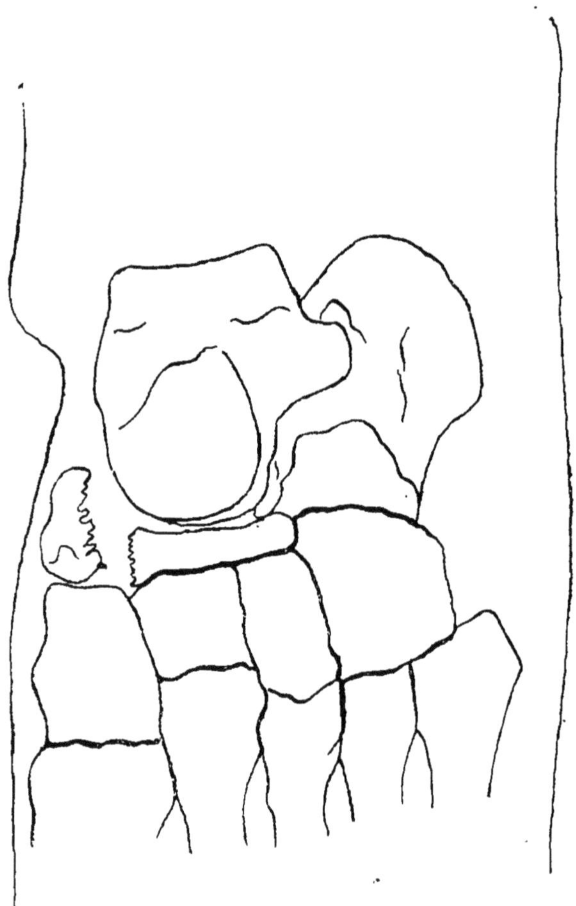

Fig. 7. — Cas de Thomas et B. Anger.

du pied, gonflement considérable ecchymotique et bientôt inflammatoire. Point de tumeur osseuse anormale accessible à la palpation. Point de crépitation. Un érysipèle survient et le malade meurt.

A l'autopsie, on constate l'existence de la luxation médio-tarsienne représentée planche CLI (fig. 7). La tête de l'astragale était au-dessus et en avant du scaphoïde ; la facette cuboïdienne du calcanéum se trouvait située sur la face supérieure du cuboïde. Les ligaments calcanéo-scaphoïdien supérieur et calcanéo-cuboïdien interne étaient rompus et arrachés à leur insertion antérieure.

Le déplacement était difficile à réduire, même après la dissection. Il n'y avait pas de fracture, sauf en un point. C'était à la partie antérieure du scaphoïde dont le tubercule était presque totalement arraché.

IV. Observation de Führ (1). — Cette observation est due à Bosc et est rapportée par Führ dans un mémoire paru en 1892.

Homme de 66 ans. Chute d'une échelle à la renverse, le 16 décembre 1891. Le patient reste suspendu par le pied gauche entre l'avant-dernier et le dernier échelon.

Le blessé éprouve une vive douleur et ne peut se tenir debout.

Le pied ressemble à un pied plat et est en pronation légère. Il est élargi dans toute sa partie située immédiatement en avant des malléoles. A la palpation, on sent, en avant de la malléole interne, une saillie considérable formée par la tête de l'astragale ; en avant de la malléole externe, on tombe sur une saillie osseuse plus large que le pouce, constituée par la surface articulaire du cuboïde. Le talon n'est ni large, ni raccourci ; la distance des malléoles aux apophyses du calcanéum est semblable à celle du côté sain. Aucun signe de fracture. La douleur empêche les mouvements actifs ; parmi les mouvements passifs, l'adduction et l'abduction sont impossibles.

Malgré la brièveté de cette observation, il s'agit, ici encore, d'une luxation médio-tarsienne à type plantaire externe, puisque la tête de l'astragale fait saillie sur le dos du pied et qu'en dehors, on peut saisir entre les doigts toute la surface articulaire du cuboïde.

L'observation de Durand et Destot, parue en 1898, marque le début d'une série d'observations complètes, détaillées, où l'image radiographique vient contrôler et corroborer les données cliniques. Nous entrons, avec elles, dans la vraie période moderne où, grâce aux procédés d'investigations radiographiques, les cas de luxation médio-tarsienne totale vont se multiplier.

V. Observation de Durand et Destot (2). — X..., 43 ans, voiturier, chargeant en forêt des pièces de bois, le 28 février 1898, sur le sol en pente couvert de neige une bille de bois glissa et vint frapper son pied gauche qui, fixé contre une autre poutre, ne pouvait s'échapper. Le pied, qui était déjà en légère flexion, fut retroussé et la flexion s'exagéra au point que le malade ne tomba pas, ne perçut aucun

(1) Führ, *Mnnchener Mediz. Wochenschrift*, 1892, t. XXXIX, p. 139

(2) Durand et Destot, *Province médicale*, 1898.

craquement et n'éprouva pas, à son dire, malgré l'énormité du traumatisme, une excessive douleur.

Soutenu par ses camarades, il put regagner son logis. Dans son passage, la poutre avait déterminé une légère érosion siégeant à la face interne, à l'union du premier métatarsien et du cunéiforme.

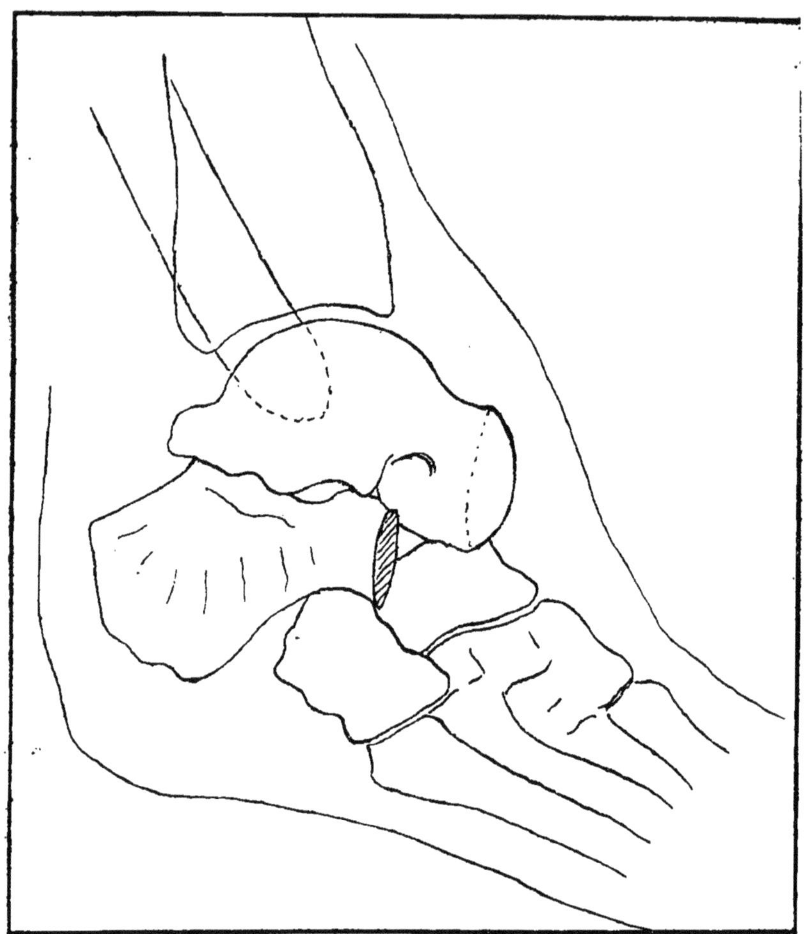

Fig. 8. — Observation de Durand et Destot.

Il entre, le 18 mars, à l'Hôtel-Dieu dans le service du Pr Pollosson suppléé par un de nous. Les signes objectifs sont à peu près nuls. Le malade n'accuse pas de douleurs spontanées. Il appuie très bien sur le talon, mais ne peut porter sur l'avant-pied sans douleurs. Les mouvements actifs de flexion et d'extension sont possibles, même lorsqu'on cherche à les provoquer.

L'examen révèle les signes suivants : le pied est élargi, globuleux, épaissi et raccourci en apparence. Le gonflement tient, d'une part, à l'œdème et aux suffusions sanguines, d'autre part au déplacement osseux. L'élargissement et l'épaississement portent surtout sur la région médio-tarsienne. La voûte du pied a disparu et fait place à une saillie qui tombe de telle sorte que, sur les empreintes relevées, au lieu de la cambrure interne que l'on observe normalement, on note, au contraire, une large surface d'appui. Ni le talon, ni les orteils n'appuient. C'est le milieu du pied qui, seul, est en contact avec la surface noircie. On note sur la peau quelques taches ecchymotiques, quelques points de sphacèle brun au niveau des orteils ; enfin, deux ulcérations occupant la face interne du pied, l'une est primitive au niveau de la ligne tarso-métatarsienne ; la seconde, plus large, bourgeonnante et sanieuse, s'est développée au niveau de la saillie interne du scaphoïde. La palpation est très difficile en raison de l'épanchement et des ulcérations. Elle permet, toutefois, de constater la saillie normale de l'astragale sur le milieu du pied. Au-dessous d'elle, les doigts perçoivent une dépression.

En dedans et au-dessous de cette saillie, sous l'ulcération secondaire, on sent une masse osseuse correspondant à la saillie du scaphoïde. Sur le bord interne, on sent une masse qui poursuit en bas et en arrière la saillie du cinquième métatarsien. Le talon est en place ; le malade peut appuyer sur lui sans souffrance. Les repères des malléoles par rapport au calcanéum sont semblables des deux côtés.

La radio (voir ci-contre) montre qu'il s'agit d'une luxation complète en bas et en dedans par flexion dorsale forcée. La mensuration donne 29 centimètres du côté sain et 27 du côté malade.

Anesthésie à l'éther. La bande d'Esmarch permet de faire une palpation plus soignée qui confirme le diagnostic. Manœuvres de réduction par extension forcée. On n'obtient rien. Manœuvres combinées d'extension et de rotation du pied en dehors. On perçoit quelques craquements. Immobilisation dans un appareil plâtré.

Le malade n'accuse aucune douleur et se sent soulagé.

Le pied est moins gonflé. La voûte du pied s'accuse : néanmoins on ne peut prétendre à une réduction parfaite. Le malade est immobilisé.

VI. Observation de Tixier et Viannay (1). — Albert F..., 25 ans, traînait derrière lui un wagonnet roulant sur rails, chargé de plus de deux tonnes de minerai de fer. Arrivé à l'intersection de deux lignes de rails, la pointe de son pied gauche butta contre un des rails transversaux et, en même temps, la roue du wagonnet arrivant par derrière heurta violemment son talon. Le pied gauche, fixé en avant par le rail qui l'empêchait de fuir, fut ainsi soumis à une énorme pression dans le sens antéro-postérieur. Cet homme ressentit dans le pied une douleur violente, mais pas de craquements. Il ne tomba pas, ayant pu se retenir

(1) Tixier et Viannay, *Arch. provinciales de chirurgie*, 1900, t. IX, p. 191.

ur la jambe droite, et fut immédiatement soutenu et emporté par es camarades. Le pied présentait, pour toute déformation, au dire u malade, une saillie assez prononcée sur le cou-de-pied. Bientôt survint n gonflement considérable sans ecchymose. Un médecin essaya de éduire : il fit tirer sur le pied par ses aides, pendant que lui-même

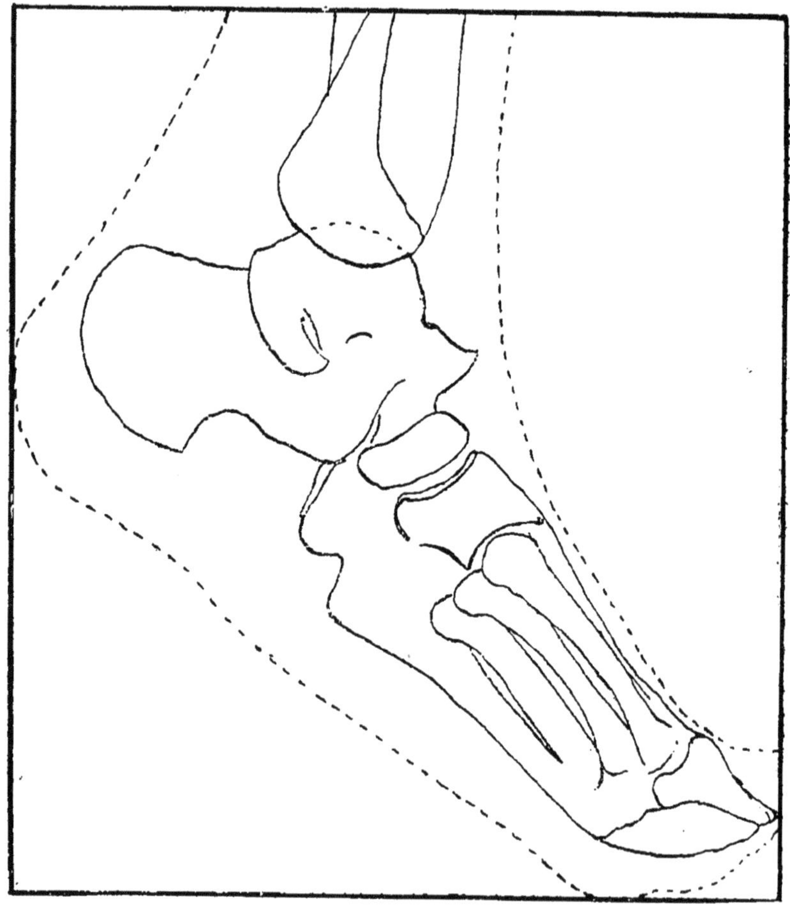

Fig. 9. — Observation de Tixier et Viannay.

xerçait des pressions sur la saillie du cou-de-pied. Un léger ressaut e produisit, au dire du blessé, et en même temps la saillie en question urait quelque peu diminué. Après un mois de repos au lit, le gonflement vait disparu. Les phénomènes douloureux s'étaient amendés et le blessé ut commencer à mettre le pied par terre. Cependant la marche resta ouloureuse et cet homme, incapable de travailler, se décida, trois ıois après son accident, à venir à l'Hôtel-Dieu où il entra salle Saint-oseph, dans le service de M. M. Pollosson. A son entrée, on constate les ignes suivants :

A la première inspection, on note sur le dos du pied gauche une voussure légère qui fait paraître ce pied légèrement tassé d'avant en arrière et comme ramassé sur lui-même. Le gonflement et l'œdème ont complètement disparu et la palpation, que rien ne gêne, permet de constater les signes suivants :

L'astragale fait une saillie très notable sur le dos du pied en dedans. Cette saillie comble la dépression qui existe normalement en avant de la malléole interne. En dehors, en avant de la malléole externe, au niveau de la grande apophyse du calcanéum, la palpation profonde permet de sentir une saillie très peu marquée.

La voûte plantaire est affaissée et le pied offre l'aspect d'un pied plat. L'empreinte plantaire présente d'importantes modifications qui sont : la disparition presque complète de la cambrure interne du pied, l'élargissement de la surface d'appui de la plante sur le sol et la suppression de l'empreinte des orteils.

Le pied malade paraît à la vue légèrement raccourci. La longueur, mesurée au compas d'épaisseur, est de 26 centimètres à gauche, tandis que celle du pied droit est de 27 centimètres. Le malade étant debout, les talons joints, la malléole interne paraît un peu plus élevée à gauche qu'à droite. La mensuration dénote une élévation réelle de 1 centimètre. On note une très légère augmentation (1/2 centimètre) de la distance qui sépare la pointe de la malléole interne du tubercule du scaphoïde. La distance qui sépare la pointe de la malléole externe de la tête du cinquième métatarsien n'est ni diminuée, ni augmentée. La distance des malléoles à la pointe du talon n'est pas modifiée.

Pas d'augmentation de la circonférence du cou-de-pied mesurée sur un plan oblique passant par la saillie du talon. Pas d'augmentation du diamètre transversal du pied immédiatement en avant des malléoles. Légère atrophie du mollet gauche.

VII. Observation de Thiem (1). — M. Thiem présente la radiographie du pied d'un homme qui subit une luxation du scaphoïde en bas par cause directe (chute sur le pied de mottes de terre congelée). Le malade conserva de ce traumatisme une limitation des mouvements surtout dans l'articulation de Chopart, de telle sorte que l'élévation et l'abaissement des bords du pied étaient presque impossibles, autrement dit, les mouvements de rotation aboutissant au valgus et au varus. Il souffrait en appuyant son pied sur le bord interne, c'est-à-dire en varus, comme le montrent les empreintes plantaires. Le malade refusa l'opération qu'on lui proposait (extirpation de l'os luxé), et la réduction n'était plus possible lorsqu'il vint consulter Thiem, quatre mois seulement après le traumatisme. On lui accorda une rente de 25 p. 100.

(1) Thiem, Verrenkung des Kahnbeins nach unten (*Monatsschrift fur Unfallheilkunder*, Leipsig, 1900, p. 329).

Bœckel range ce cas parmi les exemples rares de luxation du :aphoïde double plantaire. M. Destot (1) est formel à propos de ›tte observation ; c'est une luxation médio-tarsienne des plus ›tte. Nous nous rangeons à cet avis autorisé, car nous jugions ›rsonnellement qu'il nous était impossible de trancher la question 'ec une épreuve radiographique très médiocre. En plus Thiem, ;jà très laconique comme texte, ne publie pas les empreintes antaires dont il fait mention.

VIII. Observation de Remedy (2). — Cette observation, parue en 1903, t introuvable. Nous savons seulement qu'il s'agit d'une luxation interne mplète de l'articulation médio-tarsienne droite. Le cas était ancien rsque Remedy l'examina.

IX. Observation de Jeney (3). — Un cadet de cavalerie tombe avec son

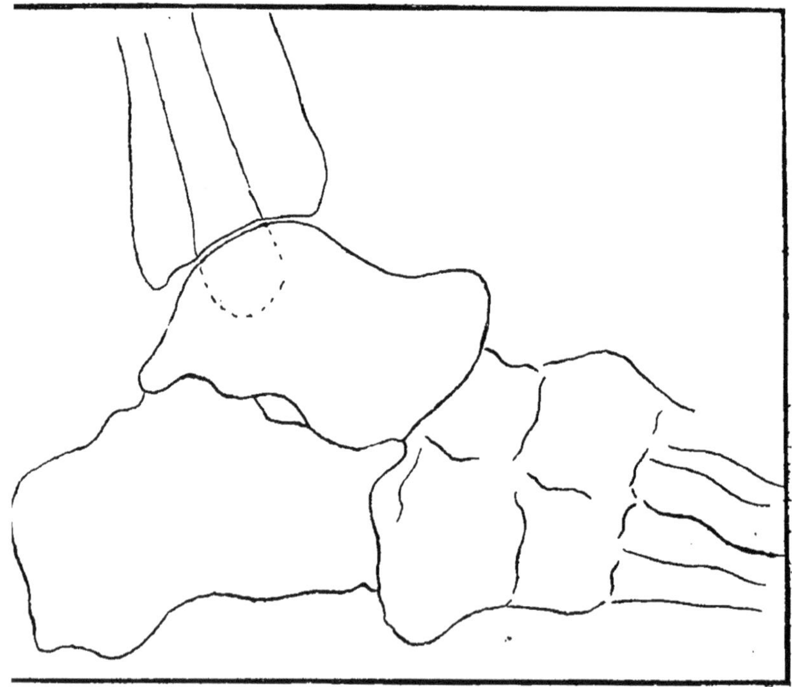

Fig. 10. — Cas de Jeney.

eval et son pied droit est pris sous sa monture. Il ressent aussitôt une

1) Destot, *Lyon chirurgical*, nov. 1910.
2) Remedy, *Bolletino de clinic. Milano*, 1903, t. XX, p. 311.
3) Jeney, *Wiener klinisch. Wochenschrift*, 1904, n° 42 (91554).

violente douleur dans ce pied et la marche devient impossible. Il entre à l'hôpital militaire de Vienne.

Au moment de son admission, le dos du pied droit était tuméfié, avec quelques ecchymoses. Le pied était en légère supination et adduction. L'articulation tibio-tarsienne présentait des contours normaux, et la situation du calcanéum, par rapport à la fourchette malléolaire, était absolument normale; on sentait très nettement, au palper, sur la partie moyenne du bord du pied, la tubérosité du scaphoïde et, sur le dos du pied, le bord supérieur de la tête de l'astragale. Les mouvements actifs et passifs de l'articulation tibio-tarsienne n'étaient pas supprimés, mais gênés par la douleur. Il n'y avait pas de raccourcissement dans la longueur du pied.

Une radiographie (fig. 10) faite dans un plan perpendiculaire au dos du pied montra un déplacement très net du scaphoïde et du cuboïde avec tout l'avant-pied en dedans (vers la ligne médiane), correspondant environ à la moitié du diamètre transverse du scaphoïde. Une radiographie faite dans un plan frontal démontra que tout l'avant-pied était déplacé dans l'articulation de Chopart non seulement en dedans (vers la ligne médiane), mais encore en bas (du côté plantaire). Dans l'angle formé par la tête de l'astragale et le scaphoïde déplacé en bas (du côté plantaire), on voit une ombre en forme de bande qui part du bord supérieur de la tête astragalienne pour aller jusque sur le scaphoïde et qui s'explique certainement par un arrachement du ligament astragalo-scaphoïdien dorsal.

Dans l'aspect général du pied blessé, on était frappé par la flexion de presque tous les orteils, surtout du gros orteil. Cette flexion était due au déplacement en bas de la moitié antérieure du pied au niveau de l'articulation de Chopart contre les tendons fléchisseurs.

X. Observation de Vanverts et Paucot (1). — Le nommé H..., âgé de quarante-cinq ans, déménageur, a été blessé le 25 février 1905 dans les circonstances suivantes. Il conduisait une voiture, se trouvait à gauche du cheval et poussait au brancard. A un moment donné, son pied droit glissa et vint caler la roue par son bord externe. La roue ne franchit pas le pied, mais monta sur lui. Douleur très vive ; incapacité immédiate de marcher.

Le Dr Paucot voit le blessé le 28 février. Le pied est énorme, œdématié. Après l'accident, on a appliqué des sangsues renouvelées toute la nuit. Il existe au niveau de chaque morsure de grosses phlyctènes remplies d'un liquide séro-purulent. Le diagnostic par le médecin appelé au moment de l'accident avait été celui d'entorse. Cependant les ligaments de l'articulation tibio-tarsienne, bien que sensibles, ne sont pas particulièrement douloureux.

Le tibia et le péroné paraissent intacts. Toute la région du cou-de-pied

(1) Vanverts et Paucot, *Soc. médico-chirurgicale du Nord*, 1905, p. 60.

est très douloureuse à la pression. Le métatarse est également très douloureux. On perçoit, en le mobilisant, de la crépitation osseuse. Il y a évidemment fracture d'un ou de plusieurs métatarsiens. On ne peut préciser, étant donné le gonflement.

Cette infiltration disparaît lentement. Il se produit quelques traînées de lymphangite qui guérissent avec de simples pansements.

Le 7 mars, le membre étant un peu dégonflé, nous procédons à une exploration minutieuse du pied. Le pied présente une déformation double : 1° tout l'avant-pied a subi une sorte de rotation en dehors, autour d'un axe antéro-postérieur ; son bord interne est élevé sur son bord externe abaissé de telle façon que la face dorsale du pied est tournée en dehors; 2° la moitié antérieure du pied, au lieu d'être dans l'axe de la moitié postérieure, comme d'ordinaire, forme avec celle-ci un angle ouvert en dedans (elle se dirige, en effet, d'avant en arrière et de dedans en dehors).

Le bord interne du pied présente une forte courbure à concavité interne dont le sommet répond à peu près au scaphoïde. De même, le bord externe décrit une courbe semblable. En le suivant d'avant en arrière, on trouve en arrière de la saillie normale formée par l'extrémité postérieure du cinquième métatarsien, une autre saillie osseuse plus volumineuse en arrière de laquelle on tombe dans un creux.

Si l'on suit, d'arrière en avant, la face plantaire du pied, on trouve d'abord le plan résistant formé par la face inférieure du calcanéum, puis une saillie qui semble osseuse et qui se continue régulièrement en avant avec le plan osseux des métatarsiens.

Sur le dos du pied, on ne constate rien de nettement anormal.

La pression de la région médio-tarsienne est douloureuse. Les mouvements de l'articulation tibio-tarsienne sont normaux et non douloureux. Ceux d'adduction et d'abduction du pied sont très limités et très douloureux.

Le pied est légèrement raccourci ; le blessé ne peut remuer ses orteils.

Il y a évidemment, dans la région du tarse antérieur, une fracture ou une luxation avec déplacement en bas et en dehors, mais nous ne croyons pas pouvoir faire un diagnostic ferme.

Nous demandons au Dr Doumer de bien vouloir procéder à la radiographie du pied blessé.

Cette radiographie (fig. 11), très nette, nous montre que les os de la rangée antérieure du tarse, entraînant avec eux tout l'avant-pied, se sont luxés en bas et en dehors sur ceux de la rangée postérieure, — calcanéum et astragale, — qui ont conservé entre eux leurs rapports normaux. Les surfaces articulaires du scaphoïde et du cuboïde ont abandonné celles de l'astragale et du calcanéum, et il existe un chevauchement assez accusé du tarse antérieur sur le tarse postérieur. Scaphoïde et cuboïde ont conservé leurs rapports normaux entre eux et avec le métatarse.

Les renseignements donnés par la radiographie concordent avec ceux obtenus par l'exploration du pied et permettent d'interpréter ceux-ci. La partie postérieure de l'avant-pied, — métatarse et rangée antérieure du tarse, — a été transportée en dehors et en bas; d'où son changement de direction. La saillie osseuse anormale que l'on trouve sur le bord externe du pied, en arrière de celle, normale, formée par l'extrémité postérieure du cinquième métatarsien, est constituée par le cuboïde déplacé. C'est aussi le cuboïde qui forme la saillie osseuse perçue en avant du calcanéum par la palpation de la plante du pied d'arrière en avant. Enfin on voit, sur l'épreuve radiographique, la rotation en dehors de l'avant-pied autour d'un axe antéro-

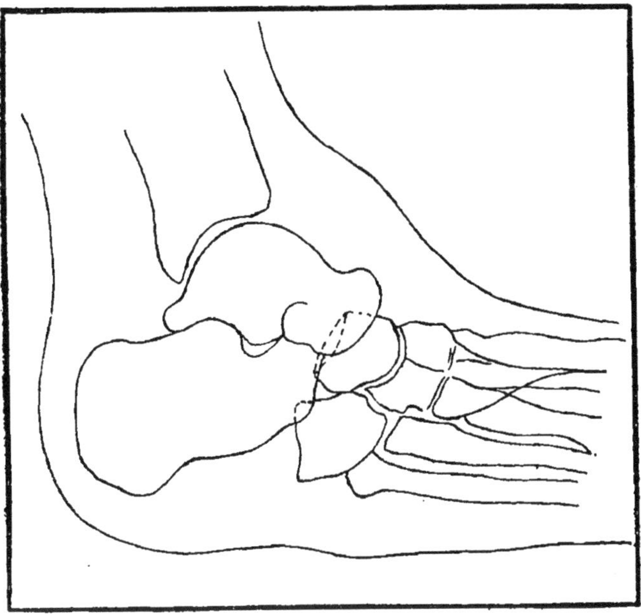

Fig. 11. — Cas de Vanverts et Paucot.

postérieur. Notons, en effet, que la radiographie a été prise latéralement et que l'on aperçoit tous les métatarsiens distincts comme si cette radiographie avait été prise de haut en bas.

Le deuxième et le troisième métatarsiens présentent un trait de fracture oblique en arrière et en dehors.

Le 12 mars, le blessé est anesthésié au chloroforme. Le Dr Vanverts, saisissant l'avant-pied, lui imprime des mouvements de circumduction pour essayer de rompre des adhérences qui ont dû se développer dans la région de la luxation. Il essaie ensuite de tirer de bas en haut et de dehors en dedans sur l'avant-pied avec une main pendant qu'avec l'autre il repousse en haut et en dehors le cuboïde; mais rien ne bouge.

Même échec à la suite des mêmes tentatives, le Dr Paucot faisant de la contre-extension sur le cou-de-pied. Le Dr Paucot, maintenant le cou-de-pied et les os du tarse postérieur, le Dr Vanverts essaie de détordre l'avant-pied en relevant son bord externe et en abaissant son bord interne. Aucun résultat. A ce moment l'opéré commençant à se réveiller, le Dr Paucot s'occupe de le réendormir et le Dr Vanverts maintient simplement l'avant-pied en attendant le retour de l'anesthésie ; instinctivement il continue à exercer une légère pression sur le cuboïde et, au moment où il s'y attend le moins, il perçoit un claquement et constate que la réduction s'est produite. Il est évident que les manœuvres antérieures ont préparé celle-ci, qui s'est ensuite effectuée sous un effort très léger.

La réduction est parfaite ; mais une légère mobilité latérale persiste au niveau de l'articulation médio-tarsienne.

Nous appliquons une gouttière plâtrée en ayant soin d'exercer pendant la dessiccation une pression de dehors en dedans sur le cuboïde pour éviter que celui-ci se déplace en dehors.

A son réveil, le blessé constate qu'il peut remuer ses orteils. L'immobilité dans laquelle ceux-ci étaient avant la réduction tenait exactement à l'état de tension des tendons extenseurs soulevés par la saillie astragalienne.

L'appareil plâtré est enlevé le 26 mars, par conséquent, treize jours après la réduction. La mobilité médio-tarsienne a diminué.

On masse le blessé chaque jour et on lui permet de mouvoir son pied, sans le poser à terre.

Le 31 mars, la marche est permise avec des cannes. Elle se fait surtout sur le bord externe du pied.

28 avril. Progrès notables. Le blessé peut marcher assez longtemps en s'appuyant sur une seule canne. Il marche autant que possible sans fléchir le pied, car la pression sur la moitié antérieure de la plante du pied dans le pas en avant reste douloureuse. La pression le long de l'interligne médio-tarsien est légèrement douloureuse. Les mouvements d'abduction, de rotation, d'ab- et d'adduction ne sont pas douloureux.

15 juillet. Marche redevenue normale. Le malade peut se soulever sur la plante du pied, même quand il porte un fardeau, à condition toutefois que celui-ci ne soit pas trop lourd.

Cette observation de Vanverts est un type de luxation médio-tarsienne plantaire externe.

XI. Observation de Lavonius (1). — Grâce à l'amabilité du Professeur H. S. von Bonsdorff, je suis à même de communiquer l'observation suivante :

Homme de 23 ans, admis à l'hôpital le 18 août 1908.

Le 11 juillet de la même année, le malade était tombé en montant dans un train en marche et avait eu le pied droit pris en dessous. La roue lui était d'abord passée sur le talon de sa bottine et lui avait

(1) Lavonius, *Furska Lakareslbsakapets Hindlingur*, t. LI, avril 1909.

ensuite sauté sur le pied qui resta sur le rail, le bord externe serré contre celui-ci. Quand la roue fut passée, le blessé retira son pied. Il ne put s'appuyer sur celui-ci et dut être porté. On fit venir un médecin qui appliqua un bandage et prescrivit des fomentations froides. Les

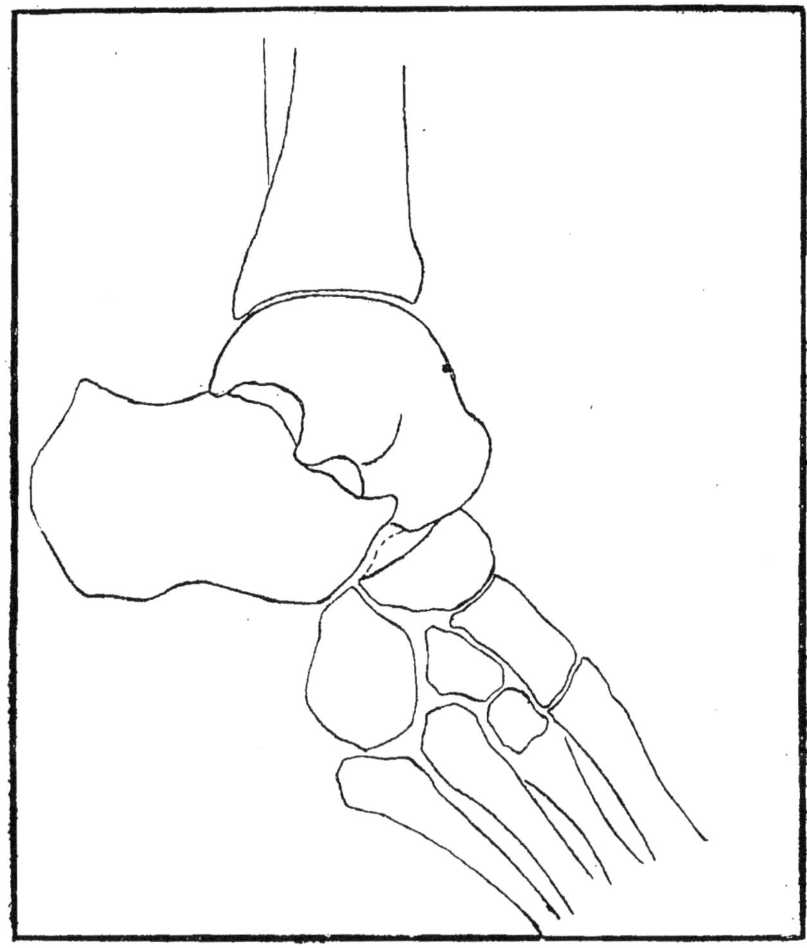

Fig. 12. — Cas de Lavonius.

premiers jours, le patient ressentit une forte douleur dans tout le pied qui, en outre, était très enflé. La douleur disparut au bout de quelques jours, mais l'enflure ne se dissipa que très lentement. Plus tard le malade fut traité par le massage, put marcher avec béquilles et enfin s'appuyer un peu sur son pied droit.

Etat actuel. Etat général: du côté des poumons, du cœur et des urines, rien à signaler. Signes locaux : le pied droit est enflé ; au milieu de la face dorsale du pied se voit une légère dépression. La partie immédiatement au-dessous des malléoles est un peu plus élargie qu'au pied gauche, la voûte du pied est fortement déprimée et la partie située entre la malléole interne et la plante du pied est un peu plus longue qu'à gauche. Les orteils sont peu recourbés en bas, la partie antérieure du pied est légèrement tournée de côté et le pied est aussi un peu équin et en valgus. Au toucher, le calcanéum et l'astragale semblent être reliés normalement l'un à l'autre et aux malléoles. En outre, on ne sent au-dessus et au-dessous de la malléole interne aucune mobilité anormale de la tête de l'astragale. Pas de crépitation.

La distance entre le tubercule du scaphoïde et la malléole interne est de 1,5 centimètre. Entre le tubercule du cinquième métatarsien et la molléole externe elle est de 0,005 millimètres plus grande qu'au pied gauche. Le pied droit est plus court d'un centimètre.

La flexion et l'extension du pied peuvent s'effectuer sans douleur aussi bien activement que passivement. L'adduction (supination) ne peut se faire que passivement et encore très légèrement ; il est impossible d'effectuer l'abduction (pronation) et la rotation du pied.

En raison de ces symptômes, vu que les radiographies montrent qu'il n'existe aucune fracture des os du pied, mais qu'il est luxé en bas et en dehors dans l'interligne de Chopart, que presque tout l'astragale se trouve au-dessus de la surface supérieure du scaphoïde, qu'une partie de la surface articulaire du calcanéum est au-dessus du cuboïde, on porte le diagnostic de luxation médio-tarsienne du pied droit.

Traitement et évolution. Le 21 août, on endort le blessé et l'on fait une tentative de réduction. Appareil plâtré.

Le 24 août, nouvelle tentative de réduction. Une radiographie à travers l'appareil plâtré montre qu'il n'y a pas de réduction.

10 septembre. On enlève l'appareil plâtré et l'on s'aperçoit que l'équinisme du pied est réduit. Nouvel appareil.

10 octobre. — Ablation de l'appareil plâtré. Le blessé peut se tenir sur le pied droit et, en marchant, il pose le pied tout entier sur le sol. On l'envoie en traitement à l'Institut médico-mécanique.

2 novembre. — Le blessé peut bien marcher sans bâton. Il se tient sur toute la plante du pied.

22 novembre. — Il marche très bien sans appui, peut désormais fléchir le dos du pied de lui-même. Il dit que son pied blessé ne le fait plus souffrir.

Ici encore, comme dans l'observation précédente, il s'agit de luxation médio-tarsienne plantaire et externe.

XII. Observation personnelle (1). — Malade qui, en septembre 1908,

(1) Le malade fut présenté en notre nom avec l'observation à la Société de chirurgie par notre maître, M. Legueu. Voy. *Bull. et Mémoires*, décembre 1909, p. 1316.

reçoit sur le dos du pied gauche une masse de fonte de 600 kilogrammes. Maîtrisant sa douleur, il ne tombe pas et, dégagé par ses camarades, est amené à Beaujon. Là, pas d'intervention sanglante, malgré trois plaies contuses qui saignent beaucoup. On attend la diminution de l'œdème et l'on tente alors, sans anesthésie générale ni locale, une réduction. Pas de résultats. Le malade est envoyé à Vincennes. Il revient, le 9 décembre de

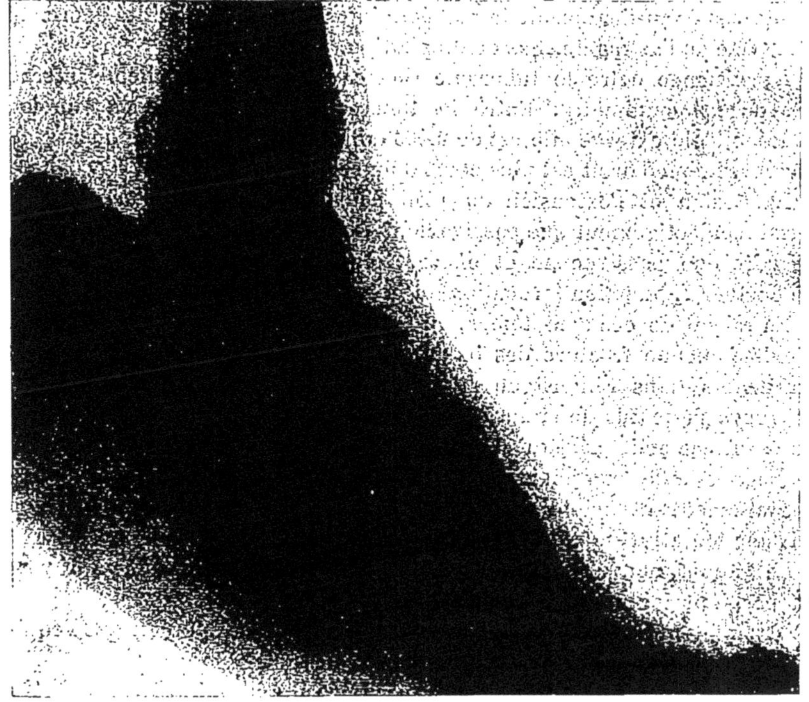

Fig. 13.

cette année, à Laennec, car il ne peut plus marcher et souffre beaucoup.

A l'examen rapide, on est frappé de la déformation du pied, qui semble due à un déplacement articulaire de l'antétarse dans l'articulation de Chopart. En effet, à l'inspection, on remarque que l'antétarse et les métatarsiens sont luxés en bas et en dedans. Sur le dos du pied, la luxation se traduit par un véritable dos de fourchette astragalien un peu masqué en dedans, par la corde du muscle jambier antérieur dévié et tendu. Ce muscle empêche de percevoir l'hiatus astragalo-scaphoïdien qui doit exister.

En dedans, tout le scaphoïde ressort du bord interne et marque sa position anormale par un sillon perpendiculaire à ce bord. Tout l'avant-pied a suivi le déplacement scaphoïdien.

A la face plantaire, la plante est convexe par suite de la présence du scaphoïde et du cuboïde. On voit la saillie des os et le malade marche sur son antétarse.

En dehors, à la vue, le bord externe semble intact.

Il faut noter surtout que, vu de face, il y a un léger valgus du pied et surtout une supination du bord interne à partir de la luxation.

Enfin l'inspection nous montre la trace de traumatisme sous forme de

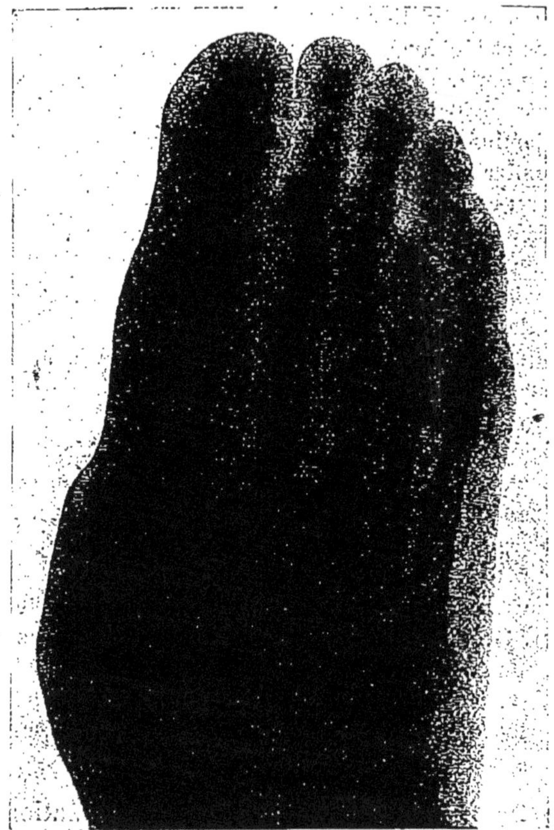

Fig. 14.

deux ou trois cicatrices sur la face dorsale, juste en avant du col astragalien.

A la palpation, on confirme les données fournies par l'inspection sur le dos du pied. Il existe une marche d'escalier pré-astragalienne. La corde des extenseurs tendus comme sur un chevalet, est très nette et explique l'extension permanente des orteils. Impossibilité de les fléchir.

Plus en avant, avec le doigt, on note un élargissement, un diastasis du premier espace intermétatarsien qui montre l'existence d'une luxation concomitante de la palette d'appui. Les quatre métatarsiens sont rejetés en dehors, mais, sans le diastasis, on ne pourrait se rendre compte du déplacement.

Au bord interne : le ressaut scaphoïdien avec, derrière lui, l'exagération de la gouttière calcanéenne, véritable rigole. Le jambier postérieur est en arrière du scaphoïde. La supination du bord interne, avec épaississement très notable de celui-ci.

A la face plantaire, la saillie osseuse palpable et douloureuse.

L'étendue de la déviation du pied montre qu'il existe un pied plat, convexe même et légèrement en valgus. En effet, l'axe de la jambe tombe au niveau du premier espace et de plus la torsion de l'avant-pied avec supination est évidente; elle s'explique par la tension des muscles (notamment jambier antérieur, jambier postérieur) qui se rendent au chapiteau du premier métatarsien et élèvent le bord interne.

Mensuration : raccourcissement du pied : 14 à gauche, 15 1/2 à droite.

Ligne malléole-calcanéenne, identique de deux côtés.

L'étude des mouvements provoqués montre l'intégrité de la tibio-tarsienne et de la sous-astragalienne. Léger mouvement de torsion dans l'articulation de Chopart luxée.

Intervention sanglante. Incision en V partant de la malléole tibiale, descendant en avant du tubercule scaphoïdien et remontant sur le dos du pied.

Après avoir écarté les muscles extenseurs et surtout le jambier antérieur qui barre le champ opératoire, on pratique au ciseau une ostéotomie transversale cunéiforme intéressant scaphoïde et cuboïde. Après section osseuse très large, on constate que la forme du pied ne varie pas. Pose d'un appareil plâtré.

Les jours suivants, désunion de la plaie et sphacèle du tendon du jambier antérieur. On enlève aux ciseaux les parties tendineuses mortifiées. La guérison de la plaie se fait alors normalement. 35 jours après l'opération, le malade commence à marcher : il ne souffre pas et, bien que la forme extérieure de son pied ait été peu modifiée, il sort de l'hôpital pour reprendre son métier.

L'histoire de ce malade est donc celle d'une luxation médio-tarsienne totale plantaire et interne.

Une observation toute récente et identique à notre cas personnel vient d'être publiée par Heully (1). Malgré le manque de détails nous nous en rapportons à cet auteur pour la classer dans notre groupe de luxations médio-tarsiennes totales plantaires. L'observation est de Stolz (de Strasbourg).

XIII. Observation de Stolz. — L. Louis, laitier, 48 ans, en tombant

(1) Heully, *Arch. gén. de chirurgie*, septembre 1910, p. 674.

d'une échelle, reste accroché à un échelon par son pied gauche. Il est ensuite projeté sur le dos et ne peut se relever. A son entrée à l'hôpital, on constate une luxation totale des quatre derniers métatarsiens en haut et en dehors et une subluxation du premier métatarsien également dorso-latérale externe.

L'image radiographique de dos et de profil confirme le diagnostic. C'est donc comme luxation tarso-métatarsienne que ce cas nous a été communiqué, et cliniquement nous l'avons étudié comme tel. Mais à considérer attentivement la radiographie de profil, le tarse antérieur semble enfoncé comme un coin entre les métatarsiens d'une part, le calcanéum et l'astragale d'autre part.

XIV. Observation de Morestin (1). — Ce malade, Joseph G..., est entré dans mon service le 5 novembre dernier pour une lésion traumatique du pied droit datant du mois de maï.

Le 21 mai, G... étant à cheval, l'animal lancé au galop s'abattit, tomba lourdement, et le cavalier eut le pied droit pris entre le sol et sa monture. Il semble, d'après le dire du blessé, que le bord externe du pied ait supporté le premier choc.

Un gonflement considérable apparut presque aussitôt. Pendant plusieurs semaines, les douleurs furent très vives et toute tentative de marche absolument impossible. Peu à peu les souffrances s'atténuèrent, cessèrent même complètement quand le sujet demeurait dans l'immobilité. Bientôt il put s'essayer à marcher, mais jamais sans s'appuyer sur une béquille ou sur une canne et sans boiter beaucoup.

Cette situation ne se modifiant pas, G... vint à Paris me demander mes soins.

Il présentait alors une déviation très accentuée de l'avant-pied en dehors, à tel point que l'axe de la jambe tombait en dedans du premier métatarsien. La voûte plantaire était complètement effacée et même remplacée par une légère voussure.

Du côté opposé, le pied était peu cambré, mais n'offrait néanmoins rien de comparable. Sur le bord interne, on notait une saillie fort accusée répondant au scaphoïde. Le tubercule de cet os faisait un relief anormal. En revanche, il semblait que, du côté externe, il y eût un angle rentrant à l'union du métatarse et du tarse.

Les mouvements de flexion et d'extension du pied étaient normaux et indolents, mais les mouvements latéraux qui se passent dans les articulations médio-tarsienne et sous-astragalienne sont absolument supprimés. Quand on essaie de les provoquer, on détermine une légère souffrance et de la contracture des extenseurs, mais pas le moindre mouvement. En palpant attentivement le dos du pied, on reconnaît une sorte d'empâtement diffus, très dur, entre la base des métatarsiens et l'articulation tibio-tarsienne. D'ailleurs, aucune douleur à la pression à ce niveau.

(1) Morestin, *Bull. et Mém. de la Soc. de chirurgie*, 1910, p. 1333.

En essayant de se rendre compte des rapports des os, on arrive à cette conviction que l'avant-pied et l'avant-tarse se sont légèrement déplacés, qu'ils se sont infléchis en dehors, qu'il y a une véritable coudure du pied au niveau de la médio-tarsienne, amenant en dehors une coudure angulaire et en dedans une saillie angulaire. Le diagnostic absolument précis me paraît d'ailleurs exiger la radiographie.

Celle-ci confirma absolument l'hypothèse d'un déplacement au niveau de l'articulation médio-tarsienne. Il y avait eu subluxation en dedans, transport d'un centimètre et demi environ en dedans du scaphoïde et du cuboïde. L'inflexion de l'avant-pied en dehors était consécutive.

On voyait en outre un très petit fragment détaché du scaphoïde.

L'extirpation du scaphoïde me parut devoir remédier à cette difformité. Cette opération eut lieu le 9 novembre. Elle n'offrit aucune difficulté particulière et fut pratiquée sur le bord interne du pied ; mais je dus en outre pratiquer une autre incision dorsale légèrement oblique d'arrière en avant et de dehors en dedans pour séparer le cuboïde du calcanéum auquel il était fixé par une masse de tractus fibreux très dense. Ceci fait, le pied devint souple, je pus lui faire exécuter tous ses mouvements et le ramener immédiatement dans son attitude naturelle. Je n'appliquai aucun appareil et me bornai à un pansement très simple. Au bout de quelques jours les plaies étaient cicatrisées. Au bout d'un mois, le jeune homme commençait à marcher, et maintenant il marche toute la journée sans même s'aider d'une canne, sans la moindre gêne. Il monte les escaliers sans peine, peut marcher vite et même courir. La forme du pied est très satisfaisante, le pied a repris sa cambrure, l'axe de la jambe passe, comme il convient, par le plan du deuxième métatarsien.

M. Morestin intitule son observation « Subluxation transversale médio-tarsienne. — Déplacement directement en dedans du scaphoïde et du cuboïde ». La légère voussure de la voûte plantaire nous permet de croire qu'il se joignait à ce mouvement transversal un certain degré de luxation plantaire. C'est donc une luxation plantaire interne fort intéressante à cause de l'intervention chirurgicale qui fut pratiquée.

2° *Variété dorsale.*

Cette variété de luxation médio-tarsienne est une rareté et nous n'avons pu en retrouver que trois observations. L'une appartient à Liston et est très douteuse. La seconde est due à Harris ; la troisième est toute récente, car Madelung a rapporté le cas en 1909 avec radiographies à l'appui.

I. Observation de Liston (1). — Enfant de 14 ans, tombé d'une hauteur de quarante pieds, probablement sur l'extrémité du pied droit. Celui-ci est raccourci d'un demi-pouce. Il est ramassé sur lui-même et sa forme rappelle quelque peu celle d'une massue. Le scaphoïde et le cuboïde font sur le dos du pied une saillie anormale.

Aucune tentative de réduction. Au bout de trois semaines le blessé peut appuyer sur son pied et quitte l'hôpital.

Cette observation ne peut être classée ici que parce qu'il est spécifié dans le texte que « le scaphoïde et le cuboïde font saillie sur le dos du pied ». Nous ne pouvons cependant admettre ce cas clinique qu'en faisant de grandes réserves. Madelung se refuse à l'admettre et nous devons l'imiter en n'accordant au récit de Liston qu'un intérêt historique.

II. Observation de Harris (2). — En juin 1894, W. W..., chauffeur à bord de « l'Obéron » entre à l'hôpital, se plaignant d'une dislocation articulaire au niveau de l'interligne qui sépare la première de la deuxième rangée des os du tarse du pied gauche.

Les commémoratifs de l'accident sont assez curieux. Le blessé, homme vigoureux âgé de trente ans, se rendait à la machinerie sur un plancher horizontal fait de lames parallèles. Dans la demi-obscurité, il heurta du pied une brique ordinaire de neuf pouces qui s'était détachée et se trouvait là. Il fit donc un faux pas et, pour employer son expression, « tomba sur son pied ». Quand on le releva et qu'on lui eût retiré le chausson qu'il portait, on constata une grosse déformation du pied et on le transporta à l'hôpital. A l'examen, on constata que l'articulation de l'astragale et du calcanéum d'une part, du scaphoïde et du cuboïde, d'autre part, était luxée. La partie antérieure du pied chevauchait au-dessus de l'autre, donnant une grosse déformation. Quelques efforts furent faits pour réduire la luxation; deux aides maintenaient solidement les épaules du blessé, tandis que l'opérateur obtenait la réduction par une violente traction, jointe à une flexion forcée du pied. On plaça alors la jambe sur une planche avec le pied à angle droit et il resta dans cet appareil pendant une quinzaine de jours; puis il regagna son bord.

Par la suite, le blessé accusa un peu de gêne dans les travaux de force, mais il avait été averti qu'il ne devait pas compter sur la force de son pied avant plusieurs semaines.

Comme cette lésion nécessite, dit-on, soit une incision, soit une téno-

(1) Liston, *Practical Surgery*, 1845, p. 136, 137.

(2) Harris, *South Africa Medical Journal*, 1894, t. II, July, p. 79. — Cette observation, introuvable en France, n'a pas encore été publiée. Vanverts n'en donne que le titre. Nous avons directement écrit à M. Harris, à Capetown, et c'est à son obligeance extrême que nous devons de rapporter dans son entier le texte de l'observation.

tomie, le résultat dans notre observation était très heureux. Il put s'obtenir sans anesthésie.

L'observation de Harris, fort courte, est antérieure comme date à la radiographie. Elle est importante, puisque l'auteur a constaté l'existence d'une luxation médio-tarsienne à type dorsale. Il n'existait aucune fracture concomitante. Donc il s'agit du premier cas authentique de luxation dorsale. Vanverts, en 1907, admettait que le déplacement dorsal « n'a jamais été constaté » et son affirmation tenait à ce fait, qu'il n'avait du cas de Harris que le titre et qu'il n'avait pu s'en procurer la relation. D'autre part, il y a quelques mois, Madelung, ignorant aussi ce cas de Harris, publiait son observation en la présentant comme la première de la variété. Ce n'est pas exact, comme nous venons de le prouver.

III. Observation de Madelung (1). — En janvier de l'an dernier, je vis une luxation dorsale dans l'articulation de Chopart.

Il s'agissait d'un bûcheron de 18 ans qui, voulant ébrancher un arbre, était monté sur celui-ci avec des grappins aux pieds. Il se trouvait à six ou huit mètres de hauteur et, voulant monter plus haut, le fer de sa botte ne pénétra pas dans le bois. Il chancela et tomba à la renverse sur la droite, l'autre fer étant resté au pied gauche. La chute se produisit sur les pieds et le blessé perdit connaissance. Il fut soigné cinq semaines à l'hôpital et le 6 janvier fut transporté à ma clinique.

Examen : sa santé est excellente, mais il ne peut marcher. Son pied droit, que l'on croyait au début le plus gravement blessé, ne présente rien d'anormal. Le pied gauche, au contraire, est plus court que le droit, l'articulation de Chopart est luxée, car l'antépied est en supination, adduction et flexion plantaire. Avec la main, on peut reconnaître facilement qu'il est luxé en haut. Les surfaces articulaires proximales du scaphoïde et du cuboïde sont palpables librement, complètement à nu. La radiographie montre que la partie inférieure du scaphoïde est complètement abîmée, et que la tête de l'astragale est entrée avec force dans cette partie de l'os. Un essai de réduction sans anesthésie échoue.

Le 11 janvier 1908, après avoir taillé la peau du dos du pied en forme de langue depuis l'articulation de Lisfranc jusqu'à celle de Chopart approximativement, on recline les tendons maintenus dans une compresse à ce niveau et l'on voit ainsi toute la région articulaire à découvert. Le scaphoïde est resté uni aux cunéiformes. La partie brisée est rejetée de côté. Le revêtement cartilagineux de la partie distale est conservé. Après enlèvement des débris osseux, le scaphoïde reprend facilement sa place. Cette portion du scaphoïde est unie par une suture avec l'astragale.

(1) Madelung, *Zeitschrift für Chirurgie*, 1909.

Guérison *per primam*. Au commencement d'avril le malade marche avec un soulier orthopédique, sans gêne. Les mouvements dans la médio-tarsienne sont libres. Les orteils peuvent remuer et le blessé peut rependre son travail.

Avec le cas de Harris, telles sont les deux observations authentiques de luxation médio-tarsienne totale à variété dorsale.

Nous en avons maintenant fini avec la lecture des documents cliniques. Vu la nouveauté du sujet, il était indispensable de faire le classement des observations sous forme d'exposé critique. Nous l'avons peut-être rendu fastidieux par sa longueur, mais nous le voulions, avant tout, impartial. Cet exposé était nécessaire, il est notre justification dans le cas où l'on viendrait à nous reprocher d'avoir, pour les besoins de la cause, accaparé des observations qui n'intéressent l'interligne de Chopart que de très loin. Ces cas cliniques, désormais, appartiennent aux luxations du médio-tarse et l'on ne peut les distraire du groupe de ces déplacements articulaires, dont ils consacrent l'existence (1).

Nous voulons cependant, en terminant ce long chapitre, grouper nos observations aussi brièvement que possible.

1° Luxation médio-tarsienne partielle (astragalo-scaphoïdienne).

A. **Variété plantaire.**

Ce sont les cas de Richerand, Roux (I et II), Thomas Wells, Boyer, Beever, Smith, Adams, Dubrueil, Morian, auxquels nous ajoutons une observation personnelle qui porte le total à onze observations.

B. **Variété dorsale.**

Six observations. — Au cas célèbre de Chassaignac s'ajoutent les observations de Pieper, Riegner, Wodarz, Führ, Rais.

2° Luxation médio-tarsienne totale.

A. **Variété plantaire.**

α. *Interne.*

Ce sont les observations de A. Cooper, de Durand et Destot, de

(1) Führ pensait en 1893 qu'il y avait autant de luxations dans la médio-tarsienne que dans les autres articulations du pied. Pour lui, elles deviendront beaucoup plus fréquentes du jour où disparaîtra le discrédit où les avait jetées Broca.

Tixier et Viannay, de Remedy (?), de Jeney, de Morestin, et une observation personnelle.

β. *Externe.*

Trois cas dus à Führ, Vanverts et Paucot, et Lavonius.

Dans les observations de J.-L. Petit et de Thomas (de Tours), de Stolz et de Theim, le sens de la translation, en dehors ou en dedans, de l'antétarse luxé n'est pas spécifié.

B. **Variété dorsale.**

Trois observations : Liston, et surtout Harris, puis Madelung.

Le total des observations de luxation médio-tarsienne totale est donc aujourd'hui de dix-sept cas.

ÉTIOLOGIE

Nous devons ici passer en revue les données étiologiques générales qui régissent l'ensemble des déplacements articulaires se produisant, à la suite d'un traumatisme, dans l'interligne de Chopart. Qu'il s'agisse d'une luxation astragalo-scaphoïdienne ou d'une luxation de tout l'antétarse, nous verrons qu'à côté de facteurs étiologiques généraux et de causes prédisposantes communs à l'un et l'autre déplacement, il existe aussi, au point de vue des causes déterminantes, une ressemblance presque complète.

Fréquence. — Le silence des traités didactiques montre bien la rareté des luxations du médio-tarse.

Pourtant, dans nos recherches, nous avons pu réunir 17 observations de luxation partielle et 14 cas de luxation totale. Ce qui frappe surtout, c'est que ces luxations qui, il y a trente ans, étaient mises en doute et dont les cas rapportés n'avaient pu ébranler la conviction des auteurs, tendent à devenir, dans ces quinze dernières années, beaucoup moins rares. Il semble que la luxation de Chopart a dû, autrefois, passer inaperçue; elle devient plus fréquente aujourd'hui, et c'est à la précision de l'investigation radiographique, précieux auxiliaire de la clinique, d'une part, et, d'autre part, aux interventions chirurgicales plus audacieuses que nous devons des documents nouveaux.

Quoi qu'il en soit, la luxation médio-tarsienne, comparée aux autres luxations du pied, n'en restera pas moins une rareté. En consultant les statistiques et en les opposant l'une à l'autre, nous trouvons: 17 cas de luxation partielle et 17 cas de luxation totale, alors qu'à ce jour il existe environ 99 cas connus de luxations sous-astragaliennes (1) et 135 cas de luxations du métatarse (2).

(1) Baumgartner et Huguier, en 1907, citent 85 cas de luxations sous-astragaliennes.

(2) Quénu et Kuss ont un mémoire qui porte sur 129 observations de luxations du métatarse.

L'articulation de Chopart, dans le grand chapitre de l'étiologie des luxations en général et dans les statistiques des auteurs sur la fréquence des luxations suivant le siège, n'aura jamais droit qu'à une simple mention.

A. — **Causes prédisposantes.**

Le Sexe. — Étant donné que ces luxations nécessitent, pour se produire, un traumatisme extrêmement violent, il est évident que les déplacements médio-tarsiens s'observeront presque uniquement chez l'homme. Tous les blessés, sauf la malade de Roux (obs. III), appartiennent au sexe masculin. L'homme, par son métier, est plus exposé aux grands traumatismes, et l'influence prédisposante du sexe est entièrement dominée par la question de la profession (1).

Profession. — En consultant l'ensemble des observations, nous voyons qu'il s'agit toujours d'hommes de la classe ouvrière, exposés plus que d'autres aux violents traumatismes. A part une observation de Wells (obs. IV), où il s'agit d'un médecin, toutes les autres intéressent des *hommes de peine*. Les blessés sont des manœuvres, des plombiers, des bûcherons, charretiers ou soldats, en un mot des gens exerçant une profession dure, pénible ou dangereuse.

Dans nos observations de luxation astragalo-scaphoïdienne il s'agit d'un *meunier* dans le cas d'Adams (obs. VIII), de *cavaliers* dans les observations de Roux (obs. II) et de Boyer (obs. V). Pieper (obs. XIII), et Morian (obs. X) rapportent l'histoire de blessés qui étaient hommes de peine. Le plus lourd tribut est fourni par les *ouvriers du bâtiment* qui, travaillant sur des échafaudages, sont plus exposés aux chutes. Dans le cas de Wodarz (obs. XV), il s'agissait d'un *vitrier*; notre observation personnelle parle d'un *couvreur*. Enfin, le *maçon* dont Rais rapporte l'histoire (obs. XVII) fit une chute au cours de son travail.

Pour la luxation médio-tarsienne totale, les constatations sont

(1) C'est, d'ailleurs, une constatation que l'on peut faire pour toute luxation des os du pied. Le sexe masculin prédomine presque exclusivement, sauf, peut-être, pour la luxation sous-astragalienne, où la proportion féminine est un peu plus forte.

›s mêmes au sujet de la profession. Ce sont des *employés de hemin de fer* blessés par des wagons (Tixier et Viannay, bs. VI) ; ce sont surtout des *conducteurs de voiture* qui, ar suite d'un faux pas, viennent caler d'un de leurs pieds ι roue de leur véhicule (Thomas, obs. III ; Durand et Destot, ɔs. V ; Vauverts et Paucot, obs. IX). Les accidents de cheval, la ıute d'une échelle ou d'un arbre (Führ, obs. IV ; Jeney, obs. VIII) ›nt aussi fréquents.

En résumé, ce sont des métiers de force ou des exercices olents qui font de ces luxations un accident professionnel, ›anage du sexe masculin.

Age. — Ce que nous venons de dire sur l'importance de profession explique qu'il s'agit toujours d'un homme dans toute force de l'âge. A part le cas très douteux de Liston (obs. I, p. 73) ıi vise un enfant de quatorze ans, toutes les observations ıt trait à des adultes entre vingt ans (Adams, Wodarz, Riegner, etc.) quarante ans. Il faut faire remarquer à ce sujet qu'il y a un autre cteur que la profession qui intervient ici. En effet, les luxations ι médio-tarse, qu'elles soient de cause directe ou indirecte, sont conséquence de traumatismes extrêmement violents. Chez des jets aux âges extrêmes de la vie, ou encore chez la femme, ntensité du traumatisme n'entraînera pas un déplacement dans nterligne de Chopart : il produira des lésions multiples, des ıctures graves, mais s'épuisera avant d'arriver au médio-tarse ; ›ur que le tibia puisse faire office de levier puissant et transettre le choc, il faut qu'il résiste à la poussée violente qui sollicite brutalement. C'est donc chez l'homme adulte 'il peut, sans se fracturer et grâce à une solidité peu commune, ir efficacement. A. Cooper prétendait que les victimes des xations sont toujours des sujets *à fibres molles*. Rien n'est ›ins exact ici, et nous ajouterons que ce qui existe pour le édio-tarse se retrouve dans l'étiologie des autres luxations du ›d. MM. Quénu et Kuss, à propos du métatarse, ont déjà ıisté sur ce qu'il est de règle de rencontrer ces déplacements .iculaires chez des sujets jeunes, d'une force peu commune solidement bâtis.

A côté de ces causes prédisposantes d'ordre GÉNÉRAL on a ıisté sur certaines causes prédisposantes LOCALES. Elles sont bien insignifiantes, semble-t-il. Ce sont les *entorses* répétées qui relâchent les ligaments ; ce sont les états pathologiques du pied, le pied plat valgus notamment. La tarsalgie des adolescents a pu, nous l'avons vu dans l'observation de Clarke (p. 21) faire croire, en l'absence de traumatisme, à la congénitalité de l'affection. Il faut donc considérer le pied plat comme un facteur étiologique intéressant ; Gangele (1) admet, à ce propos, que les moyens d'union du scaphoïde étant moins serrés, cet os a tendance à se subluxer du fait même. Jusqu'ici cette proposition n'avait pu être démontrée ; il nous semble que l'observation de Clarke en est un bel exemple.

Enfin Bœckel (2) admet comme vraisemblable qu'une *arthrite bacillaire* puisse prédisposer à une luxation du scaphoïde. C'est une simple hypothèse qui nous paraît peu vraisemblable.

B. — Causes déterminantes.

Les causes déterminantes sont ici, comme dans toute luxation, de deux ordres :

1° Cause directe, la moins importante ;

2° Cause indirecte, de beaucoup la plus fréquente et la plus intéressante à étudier.

A. Cause directe. — C'est l'écrasement par pression d'un corps lourd au niveau de l'interligne, le pied reposant à plat sur le sol. La voûte plantaire s'effondre complètement ou en partie sous le poids.

Pour la luxation *partielle* on astragalo-scaphoïdienne, on comprend que cette cause soit très rare. Le malade d'Adams (obs. VIII) reçoit sur le pied un lourd sac de riz tombant de haut. Dans l'observation de Führ (obs. XVI), il s'agit d'un écrasement par une locomobile.

Pour la luxation *totale*, la cause directe est plus fréquente, mais n'a que peu d'intérêt. Le malade d'A. Cooper (obs. II) reçoit une lourde pierre sur l'avant-pied. Vanverts et Paucot (obs. IX) citent l'histoire d'un blessé qui cale la roue de sa voiture avec son pied. Il en est de même dans l'observation de Lavonius (obs. X). Le sujet

(1) Gangele, *Zeitschrift für orthopedische Chirurgie*, 1906, Bd XV, p. 302.
(2) Bœckel, *loc. cit.*, p. 295.

e notre observation personnelle reçoit sur la médio-tarsienne ne pièce de fonte de 600 kilos.

Dans aucun cas, on ne retrouve comme cause directe un enfonement de la voûte par chute de la plante à plat sur un corps saillnt (inégalité du sol, plâtras, pierres).

Pour que cette cause puisse agir, nous avons dit que le pied evait porter à plat sur le sol, et dans ce cas il se produira toujours ne fracture du calcanéum ou de l'astragale (1), mais non une ıxation de Chopart.

En réalité, les luxations médio-tarsiennes tant partielles que otales relèvent, quand elles sont de cause directe, de traumatismes ·ès violents.

B. Cause indirecte. — Elle est de beaucoup la plus importante. ci le traumatisme agit à distance sur l'articulation de Chopart. s'agit alors d'un levier du premier ou du deuxième genre, suivant u'il y a hyperextension ou hyperflexion, suivant que c'est le tibia u l'avant-pied qui forment levier en mettant en présence la violence u choc et le poids du corps.

I. — L'hyperextension du pied et de sa voûte peut être réalisée de ois façons différentes :

a. *C'est la chute d'un lieu élevé sur la pointe des pieds.* — C'est de eaucoup la cause la plus fréquente, car c'est la position instinctive our amortir le choc. Tous les muscles de la jambe se contractent ortement et synergiquement pour étendre le pied et dans un but e protection.

Dans la luxation astragalo-scaphoïdienne, la chute sur les pieds 'une grande hauteur est signalée dans les observations de Beever, ieper, Riegner, Wodarz, Morian, Rais et dans la nôtre.

Dans la luxation totale, même fréquence. L'enfant dont parle iston (obs. I) tombe d'un lieu élevé (40 pieds). Le malade de homas fait une chute de voiture. Le blessé de Madelung tombe 'un arbre.

b. *C'est la chute en arrière à la renverse*, tandis que l'avant-pied st engagé sous un corps pesant ou immobilisé. J.-L. Petit visait ette cause de luxation lorsqu'il parlait, en 1723, des luxations édio-tarsiennes causées « par l'engagement du pied dans quelque

(1) Ballenghien, *Thèse* de Paris, 1890.

entrave, comme sous la barre de fer qui fait le pont du ruisseau des portes cochères ».

L'immobilisation de l'avant-pied se produit encore dans la chute à la renverse d'une échelle, le pied restant pris entre deux échelons (Führ). On a prétendu qu'elle était encore réalisée dans les luxations que présentent les *cavaliers* qui tombent de cheval et sont traînés par leur monture, le pied dans l'étrier. Dans ce dernier cas, cependant, le rôle de l'arçon est beaucoup moins évident qu'on ne l'a cru jusqu'ici (Quénu et Kuss). Il faut pourtant faire remarquer avec Marit (1), qu'au cours d'une chute, l'étrier prend une direction oblique sur le pied et produit une véritable *torsion* de l'avant-pied sur l'arrière-pied. Lorsque le cavalier tombe, la luxation du pied est déjà faite.

C'est le cas des malades de Roux (obs. I) et de Boyer (obs. V), car ici le cavalier seul a fait une chute et les branches de l'étrier semblent, par torsion, avoir provoqué le déplacement.

c. *C'est le raccourcissement antéro-postérieur* du pied qui, exagérant la courbure de la voûte, réalise le troisième type d'hyperextension. Il s'agit d'un véritable tassement avec flexion dans lequel, l'arrière ou l'avant-pied étant calé, une impulsion directe en sens contraire vient faire bâiller l'interligne.

Cette compression effective se retrouve dans les observations de luxations médio-tarsiennes totales, notamment dans le cas de Tixier et Viannay (obs. VI), où il s'agit d'un wagonnet qui heurte le talon d'un ouvrier alors que la pointe du pied était fixée en avant sur un rail transversal.

Chez les *cavaliers*, ce mode d'hyperextension par compression antéro-postérieure peut quelquefois se rencontrer (cas de Morestin). Nous avons vu que, dans la grande majorité des cas, la luxation est déjà consommée lorsque le cheval, en se renversant, emprisonne le pied entre le sol et lui. Dans ces cas, le poids du cheval ne peut que déterminer le sens de la luxation.

Il en est tout autrement ici, et Chavasse (2) a montré que la force représentée par le poids du cheval peut, à elle seule, produire un *ploiement* de la voûte. La compression s'exercera, au moment

(1) Marit, *Recueil des mémoires de médecine militaire*, 1866, p. 319.

(2) Chavasse, Étude des luxations tarso-métatarsiennes (*Revue de chirurgie*, 1884).

e la chute, le pied appuyant par la partie postérieure du talon ontre le flanc de l'animal, tandis que la pointe du pied prend ontact avec le sol. L'étrier ayant alors immobilisé le tarse, on omprend qu'il se produira une hyperextension du pied différente de ı précédente, l'une comme l'autre par extension forcée, tendant à étruire les ligaments dorsaux.

II. — La flexion forcée est beaucoup moins souvent une cause e luxation médio-tarsienne. On comprend que dans les chutes 'un lieu élevé, cette cause soit difficilement réalisable. Le fameux as de Chassaignac semble, pourtant, mettre à son compte un cas e luxation astragalo-scaphoïdienne.

D'autre part Durand et Destot ont vu une luxation médio-tarienne totale chez un blessé dont la flexion s'était exagérée au oint « que le malade ne tomba pas ». Le pied était complètement etroussé.

Aucune autre observation ne parle de cette cause, et il est ertain que cette modalité étiologique a ici moins d'importance.

MÉCANISME

L'étude de la pathogénie et du mécanisme de ces luxations est particulièrement longue et complexe : complexe et difficile par le petit nombre de cas observés et l'inédit du chapitre ; longue surtout, car ce que nous avons écrit jusqu'ici n'était qu'une introduction et n'avait pour but que d'amasser des documents en vue d'essayer de comprendre le pourquoi de ces déplacements dans l'interligne de Chopart. En effet, plus encore que pour les autres luxations, le problème pathogénique doit, ici, être précédé de trois chapitres préliminaires et indispensables : un aperçu anatomique et physiologique de l'articulation lésée ; l'exposé des observations cliniques avec les renseignements qu'elles comportent ; enfin les données fournies par l'expérimentation.

Les connaissances anatomiques et physiologiques concernant l'interligne médio-tarsien nous sont acquises, mais il faut savoir que, limitées au massif tarsien, elles sont nécessairement incomplètes. En effet, dans les traumatismes graves de cette région, surtout en matière de luxations, plus d'un interligne est intéressé, et comme le dit Destot, « il est souvent bien difficile de savoir la part d'injure de chaque segment » (1).

La lecture des observations nous a permis, au point de vue du mécanisme, d'analyser les commémoratifs de l'accident, les modalités du traumatisme, en mettant en regard les résultats que donnaient, soit l'intervention opératoire pour les anciennes observations, soit l'examen radiographique dans ces quinze dernières années.

Il nous reste enfin la preuve par l'EXPÉRIMENTATION. Ce sont les données expérimentales qui, sous le contrôle de la clinique, peuvent le plus aider à la solution du problème pathogénique. Malheureusement la méthode expérimentale apporte avec elle une série de causes d'erreur qui peuvent fausser les conclusions. Qu'elles tiennent à l'idée préconçue de l'expérimentateur ou à la difficulté

(1) DESTOT, *Revue de chirurgie*, 1902, p. 218.

de la reproduction de ces lésions complexes sur le cadavre, ces erreurs sont réelles et la méthode expérimentale n'a sa place, surtout ici, qu'à titre d'indication ; rien de plus.

Les anciens auteurs admettaient, d'ailleurs, que l'expérimentation était impossible pour les luxations médio-tarsiennes.

Rognetta (1), le premier, constate que tous les essais qu'il a tentés pour produire sur le cadavre ces luxations, ont été infructueux. Pour luxer dans la médio-tarsienne, il devait couper préalablement tous les ligaments qui unissent les os entre eux. Il ajoute que, dans ces conditions, cela ressemblait « plutôt à une désarticulation de Chopart qu'à une véritable luxation ».

Hencke (2), en 1852, renouvela les expériences de Rognetta et de Philips et, après des expériences cadavériques, conclut que la luxation dans l'articulation de Chopart était impossible. D'ailleurs, il suivait la méthode préparatoire de Rognetta et son expérimentation n'avait pas de valeur, puisqu'il coupait préalablement tous les ligaments.

Bardeleben (3) admet la possibilité de ces luxations, au point de vue expérimental. Par contre, Rochet, dans son étude sur les luxations de l'astragale où il expérimentait sur le pied intact, insiste sur l'imperfection et sur l'incertitude des résultats obtenus.

Tixier et Viannay, plus récemment, ont tenté à nouveau de reproduire expérimentalement les déplacements médio-tarsiens. Ils ne purent jamais entamer l'articulation de Chopart. Ils ont, par divers mécanismes, obtenu, soit des luxations tarso-métatarsiennes, soit des luxations scaphoïdo-cunéennes souvent compliquées de fractures concomitantes du scaphoïde et des cunéiformes, mais aucune lésion de l'articulation de Chopart.

Morian (4), en 1907, a tenté de nouveau, sans grand succès, de reproduire sur le cadavre des déplacements articulaires dans l'interligne médio-tarsien. Il se servait de cadavres d'enfants (sept ans) afin de faciliter son expérimentation. Sur dix tentatives, il a pu réaliser un déplacement astragalo-scaphoïdien.

(1) Rognetta, *loc. cit.*, p. 41.
(2) Hencke, *Zeitschrift fur ration. Medic.*, 1858, p. 173.
(3) Bardeleben, *Lehrb. des Chirurgie u. Operat.*, 1866, t. IV.
(4) Morian, *loc. cit.*, p. 125.

Le chapitre expérimental dans les luxations du médio-tarse n'a donc donné que des conclusions décourageantes. Il y a plusieurs raisons à cela.

La première est qu'il semble impossible de réaliser sur le cadavre de véritables déplacements médio-tarsiens, vu qu'il n'existe ni tonicité ni contracture musculaire. La contraction musculaire, en effet, dans la chute en hyperextension par exemple, permet au traumatisme venu de loin de se transmettre intégralement et sans se décomposer en route à une articulation voisine. MM. Quénu et Kuss, à propos du métatarse, ont insisté sur cette contracture musculaire qui, en solidarisant les os du pied, en fait un tout physiologique (1).

De plus, pour l'articulation de Chopart, c'est encore l'absence de contracture musculaire sur le cadavre qui, ainsi que le disait Rochet, empêche d'obtenir une déformation définitive. Les muscles « rapprochent les mors de l'étau ». Sans eux, en admettant que l'on parvienne à produire un déplacement articulaire, « la luxation ne restera pas dans une attitude fixe ».

D'autres raisons interviennent encore pour expliquer le peu de valeur de l'expérimentation. Comme le faisait déjà remarquer Richet (2), il existe bien souvent, en clinique, des lésions traumatiques que l'expérimentation ne peut reproduire. Il faut, en effet, faire rentrer en ligne de compte des questions de résistance générale, de conditions individuelles et surtout des *attitudes de chute* souvent impossibles à connaître. Pour ces dernières, il existera une infinité de variantes suivant la situation du point d'appui du corps sur le sol, suivant la direction des forces agissantes, suivant la position respective de l'astragale et du scaphoïde au moment du choc. Destot constate donc avec raison que deux sujets de même poids tombant de la même hauteur se font des lésions différentes. Toutes ces considérations doivent nous mettre en garde contre l'absolutisme des conclusions expérimentales.

Nous avons tenté de reproduire expérimentalement des déplacements du médio-tarse, en expérimentant sur un pied dont nous n'avions enlevé que la peau, les vaisseaux et les nerfs, en respec-

(1) Quénu et Kuss, *loc. cit.*, p. 729.
(2) Richet, cité par Dubrueil, *Gaz. des hôpitaux*, 1871.

tant les muscles et les ligaments (ligament annulaire y compris) (1). Nous n'avons pu même ébaucher une luxation du médio-tarse. Pourtant les renseignements que nous avons recueillis au cours de ces expériences sur le cadavre viendront s'ajouter aux quelques données fournies par l'expérimentation de Rochet, de Baumgartner et Huguier, etc. Ces résultats pourront nous servir à serrer de plus près l'étude nécessairement un peu théorique du mécanisme de ces luxations.

I. — MÉCANISME DE CAUSE INDIRECTE

En lisant les observations de luxation médio-tarsienne partielle ou totale, on constate qu'elles se produisent toujours dans deux attitudes du pied très nettes par rapport à la jambe. Le plus souvent, il s'agit d'*hyperextension*, parfois d'*hyperflexion*. Cette position du pied, jointe à la violence du traumatisme, suffit à expliquer les luxations totales dans l'interligne de Chopart ; pour les luxations partielles astragalo-scaphoïdiennes, elles ne constituent qu'un temps préliminaire, une condition *sine qua non* qui prépare le déplacement mais, comme nous le verrons, ne le crée pas.

Dans une position *intermédiaire*, le pied à angle droit sur la jambe, il ne pourra se faire de luxations médio-tarsiennes, car les lésions, dans ce cas, portent avant tout sur le tarse postérieur. Si le mouvement est pur, il pourra se produire une fracture du calcanéum par écrasement ; si, comme il est beaucoup plus fréquent de le constater, il s'y joint un mouvement d'abduction ou d'adduction du pied, c'est l'articulation tibio-tarsienne qui sera lésée : fracture malléolaire, etc., ou encore désordres sous-astragaliens.

Pour étudier donc le mécanisme par cause indirecte des luxations du médio-tarse, nous devons commencer par connaître les modifications des os et articulations du tarse par suite de l'hyperextension et de l'hyperflexion. Nous débuterons donc par cette étude d'ensemble, et il nous sera facile d'en déduire le mécanisme des luxations totales ou partielles dans l'interligne de Chopart.

(1) Quénu, *Bulletins et Mémoires de la Soc. de chirurgie*, 1894

A. — Le pied est en hyperextension.

Nous en connaissons les trois modalités étiologiques : c'est la position instinctive du membre dans la chute d'un lieu élevé ; c'est le renversement du pied, l'avant-pied étant fixé et retenu par l'obstacle; c'est enfin l'impulsion antéro-postérieure du pied tendant au tassement et à l'exagération de la courbure plantaire.

Quel que soit le cas, le résultat est le même : c'est le *tassement* des os du pied avec raccourcissement antéro-postérieur du dos du pied amenant la tension des ligaments dorsaux et préparant la luxation. Ainsi le traumatisme va exiger le même acte préliminaire pour luxer que la main du chirurgien qui, pour désarticuler dans l'interligne de Chopart, empaume l'avant-pied dans la main gauche et l'abaisse fortement. L'hyperextension est la condition *nécessaire*, mais *non suffisante*, pour la luxation. On peut dire ici avec Baumgartner et Huguier, comme pour la luxation sous-astragalienne, « que ce n'est pas l'hyperextension qui produit la luxation, mais plutôt : étant donné un pied en hyperextension forcée, le traumatisme déterminera une luxation ».

L'hyperextension est l'attitude qui abaisse le scaphoïde, fait saillir la tête de l'astragale et prépare le déplacement articulaire par déchirure des ligaments. Il nous reste à savoir comment et pourquoi.

a. Avant l'application du traumatisme, pendant la chute par exemple, l'hyperextension du pied est le résultat d'une contraction réflexe de tous les muscles qui s'insèrent en bas sur le squelette du pied. Cette action musculaire raccourcissant le diamètre antéro-postérieur, cambre la voûte. Quénu et Kuss ont montré que dans ce cas la contraction du triceps sural provoque l'extension, mais surtout que le long péronier latéral et le jambier antérieur, enserrant le chapiteau du premier métatarsien, l'appliquent fortement sur les os du tarse. D'autre part, l'antétarse, pour la même raison, vient se tasser sur les surfaces articulaires du postéro-tarse. Il s'ensuit que tout l'avant-pied forme un bloc rigide dont la solidité est concentrée sur l'arc interne du pied, arc de force et de résistance cintré à son maximum et prêt ainsi à recevoir intégralement le choc du traumatisme. Deutschlander (1) assimile même, dans ce cas, les os du massif tarsien solidarisés par leurs ligaments à un seul os incurvé, à concavité inférieure.

Quoi qu'il en soit, au bloc rigide de l'avant-pied s'oppose, en arrière de l'interligne de Chopart, le bloc formé par le tibia et le postéro-tarse.

Par suite de l'hyperextension, le tibia ne presse plus directement sur l'astragale, mais l'axe de la jambe, suivant l'axe de force du pied, passe *en avant* de cet os. Il devient tangentiel au col astragalien, et, prolongé, vient aboutir à la base du premier métatarsien. Le centre de gravité du corps passe par l'articulation tarso-métatarsienne.

Le tibia tend lui-même à se luxer en avant et le bord antérieur de cet os avance, menaçant le col astragalien. Dans ce mouvement de *translation en avant*, le tibia est retenu non, comme on le croyait, par son arête postérieure qui vient se loger dans la rainure astragalienne, en arrière de la poulie, mais surtout par la résistance héroïque des ligaments tibio- et peronéo-astragaliens postérieurs qui se tendent et le retiennent.

La poussée du tibia d'arrière en avant sur l'astragale va entraîner une orientation nouvelle de cet os : elle va tendre à le chasser en avant, lui aussi; les expériences de Rochet (2) ont montré que l'astragale n'est alors maintenu dans la mortaise que par les ligaments antérieurs de l'articulation tibio-tarsienne. Il va donc, vu la faiblesse de ces ligaments, obéir à la poussée tibiale et, au lieu de broyer le calcanéum sous-jacent, il *glisse* sur la face supérieure de cet os devenu oblique : il baisse la tête et vient buter sur « le mur scaphoïdien ». C'est le premier mouvement de l'astragale : *mouvement de glissement en avant*.

Ce premier mouvement entraîne rapidement un second mouvement de l'os, corollaire du précédent : *c'est le mouvement de bascule*. En effet, pivotant autour de la haie fibreuse astragalo-calcanéenne intacte, l'astragale représente un levier dont le bras antérieur est court, tandis que le bras postérieur est très long. « L'astragale, dit Destot, a la corde au cou » (3), et cette corde est

(1) Deutschlander, *Verhandl. de Deustch. Ges. f. Chirur.* Berlin, 1907. Les fractures du scaphoïde.

(2) Rochet, *loc. cit.*, p. 284.

(3) Destot, *Lyon chirurgical*, octobre 1909, p. 603.

solide puisqu'elle est représentée par le ligament interosseux. En glissant en avant, l'astragale a provoqué un léger *diastasis* de l'articulation calcanéo-astragalienne postérieure; deux facteurs vont intervenir pour lutter contre cet écartement de surfaces articulaires normalement au contact.

Pour Rochet, c'est l'arête postérieure de la mortaise péronéo-tibiale qui, dans l'extension, appuie sur la partie postérieure de l'astragale et le fait basculer. Cette action nous paraît peu importante, car, du fait même que l'astragale a glissé en avant, c'est sur le calcanéum que le bord postérieur du tibia viendra reposer (Rognetta). Pour nous, le principal facteur de bascule est la tension du ligament *calcanéo-astragalien postérieur*. Ombredanne (1), en le décrivant, insiste sur sa solidité. « Il s'agit d'une lame fibreuse, très dense, très épaisse, à fibres horizontales, longue de un centimètre, haute de deux centimètres, insérée sur la face interne du calcanéum, presque sous la petite apophyse, à plat au fond de la gouttière osseuse que forme cette face et dont le bord supérieur s'arrête à peu près au niveau de la face supérieure de l'os. » Placée de champ, cette lame se bifurque. Un de ces feuillets va se fixer au tubercule postérieur et externe de l'astragale (tubercule de Schephed), l'autre va s'insérer au tubercule postérieur et interne. Le sinus résultant de la bifurcation de ce véritable ligament en γ loge le tendon du long fléchisseur propre du gros orteil et lui constitue une gouttière. Cette lame bifurquée et fixée respectivement aux deux tubercules postérieurs de l'astragale complète, avec la demi-gaine osseuse formée par l'astragale, le tunnel ostéo-fibreux du tendon précité.

Accroché solidement au bras de levier postérieur de l'astragale, ce ligament va régler, par sa puissance, les mouvements de bascule de cet os. Résistant à des tractions de 50 kilogrammes (Ombredanne), il s'oppose absolument au diastasis calcanéo-astragalien postérieur : il se tend et l'astragale, pivotant autour de la haie fibreuse comme centre, bascule « par un mouvement de sonnette » (Destot), il *lève le nez* puisque son bras postérieur s'abaisse. Nous donnons ci-contre le décalque de notre radiographie numéro 1 (fig. 2). Dans ce cas, la luxation astragalo-scaphoïdienne s'est compliquée d'une

(1) Ombredanne, *Revue de chirurgie*, 1902, p. 179.

fracture de l'apophyse postérieure de l'astragale. Dans sa lutte pour la bascule astragalienne, le ligament calcanéo-astragalien postérieur n'a pas cédé, mais a arraché ses insertions sur l'astragale. Nous y reviendrons.

En résumé : dans l'hyperextension simple, deux mouvements de

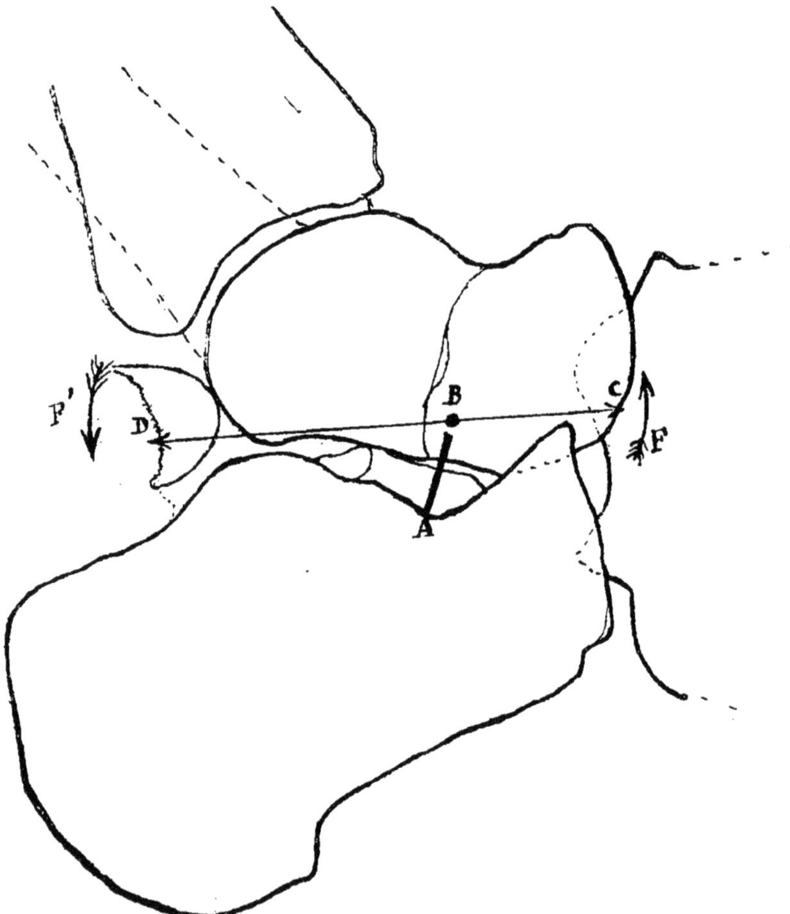

Fig. 15. — Mouvement de sonnette de l'astragale autour du ligament AB comme pivot. (Radio de l'observation personnelle X décalquée.)

l'astragale intimement liés l'un à l'autre : le *glissement* en avant puis la *bascule* de l'os, qui font saillir la tête astragalienne et la font presser de bas en haut sur la partie dorsale de la capsule astragalo-scaphoïdienne.

Du côté de l'articulation calcanéo-cuboïdienne, l'obliquité du calcanéum tend les insertions ligamenteuses dorsales, mais, dans cette partie externe de l'interligne, les *préparatifs* de luxation sont d'importance secondaire.

b. Le traumatisme intervient. — En supposant toujours le cas le plus fréquent de la chute sur la pointe du pied, c'est donc l'arc de force du pied qui touche le sol. La colonne interne du pied, rigide, reçoit l'impulsion directe de la force, d'une part ; le squelette de la jambe et le tarse postérieur, d'autre part, forment un levier qui transmet l'impulsion traumatique, et il résulte de cette résistance et de la force représentée par le poids du corps une tendance à la dislocation articulaire.

Pourquoi le déplacement va-t-il s'effectuer dans la médio-tarsienne? C'est simplement en vertu de cette règle qui nous apprend que, d'une manière générale, les lésions siègent dans l'articulation qui précède le segment du membre fixé, « si le métatarse et le tarse antérieur sont fixés, c'est l'articulation médio-tarsienne qui souffrira » (Quénu et Kuss).

Ici, l'antétarse et le métatarse étant fixés par la pesanteur, c'est l'interligne de Chopart qui va supporter l'effort du traumatisme. L'astragale, chassé en avant, sous la poussée tibiale presse sur le mur que lui forme le scaphoïde (1), tendant au maximum la capsule articulaire. Il en résulte une flexion du scaphoïde sous la pesée astragalienne, mais surtout un tassement de l'os sur les trois cunéiformes. L'arc interne du pied reçoit donc intégralement le contre-coup.

Intervient alors *la palette externe ou d'appui du pied* qui prend contact avec le sol par son extrémité antérieure, puis par la tête du cinquième métatarsien et le talon antéro-externe du pied. Ce gril osseux, formé des quatre métatarsiens, fait immédiatement preuve d'insuffisance. Il n'existe, en effet, ni muscles ni ligaments qui les solidarisent et, d'autre part, la disposition oblique de ces arcs-boutants constitue une demi-voûte oblique et irrégulière (Quénu et Kuss), qui leur enlève toute résistance. La voûte s'effondre dans le sens transversal : le cuboïde s'écarte des os cunéiformes à son extrémité distale, gardant plein et entier son contact avec le

(1) Broca, *loc. cit.*, p. 589.

scaphoïde. Ainsi abaissé, le cuboïde recule donc devant le choc et communique aussi un léger mouvement de recul au calcanéum.

Il reste à fixer pourquoi, dans cette hyperextension qui va léser l'interligne médio-tarsien, l'astragale, sous la poussée tibiale, reste en place? On pourrait supposer que, sous l'influence de cette pression d'arrière en avant, l'astragale va enjamber le scaphoïde et quitter la mortaise tibio-tarsienne, n'ayant aucunement à compter avec le faible ligament antérieur de cette articulation. En réalité, il ne peut le faire, car, dans l'hyperextension pure, la luxation de l'astragale en avant paraît impossible. Cet os est, en effet, emprisonné par deux ligaments : c'est le ligament frondiforme qui, par sa branche inférieure tendue, bride puissamment le col astragalien (Quénu). Il l'encercle en barrant le passage à l'astragale (1). L'autre ligament est la haie interosseuse, ligament du sinus du tarse qui, avec ses deux faisceaux antérieurs et postérieurs, courts en dedans, plus hauts en dehors, résiste dans toute son étendue dans l'extension purement sagittale. Dans cette extension forcée du pied, Rognetta (2) conclut de ses expériences : « Je n'ai jamais pu réussir à rompre complètement ce ligament (ligament interosseux sous-astragalien) par la simple action du levier. »

Nous connaissons donc les résultats d'une hyperextension du pied sur la jambe. Ce stade préparatoire nous explique le mécanisme des luxations totales médio-tarsiennes et nous fait prévoir celui de l'astragalo-scaphoïdienne dont il constitue le premier temps. Évitant ainsi les redites, nous n'aurons plus, en étudiant les différentes variétés de déplacements articulaires de Chopart, qu'à faire l'application de ce mécanisme aux cas particuliers qui nous intéressent.

B. — **Le pied est en hyperflexion.**

C'est la seconde grande variété de position du pied par rapport à la jambe dans les luxations du médio-tarse. Elle est beaucoup plus rare et, du fait même, moins importante que l'hyperextension.

(1) « Le pied étant dans l'extension, le ligament annulaire est tendu et l'espace qui reste entre le tibia et le bord épais du ligament est trop minime pour que l'astragale bouge. » (Quénu, *Soc. de chirurgie*, 1894.)

Destot est moins affirmatif sur le rôle de ce ligament.

(2) Rognetta, *loc. cit.*, p. 500.

L'hyperflexion réalise ici le redressement de la courbure plantaire : il tend à aplatir cette voûte plantaire dont le scaphoïde est la clef de voûte; il s'ensuit une élongation de la plante par affaissement du pied. Si le traumatisme est très violent, il pourra même y avoir tendance à l'incurvation de la voûte en sens inverse.

a. Avant l'application du traumatisme. — L'hyperflexion agit sur l'antétarse et l'avant-pied, sur le postéro-tarse qu'elle convertit avec la mortaise tibio-tarsienne en un bloc compact. L'arc de voûte antérieur s'oppose à l'arc de voûte postérieur en un point qui répond à l'interligne de Chopart ou plus exactement à la rangée scaphoïdo-cuboïdienne (fig. 17). En somme, l'antétarse vient s'appliquer fortement contre le tarse postérieur par suite du redressement de la voûte qui entraîne la tension des ligaments plantaires, c'est-à-dire des ligaments calcanéo-cuboïdiens. Il s'y ajoute la contraction musculaire du jambier postérieur, muscle tendu qui tire sur le scaphoïde en arrière et en dedans. Cet effort combiné des ligaments et des muscles tendra à abaisser encore la voûte et le maximum de l'effort portera au sommet de cette voûte, c'est-à-dire dans l'interligne de Chopart. La force qui va agir de haut en bas au niveau du sommet de cet angle tendra à l'ouvrir, et c'est le ligament calcanéo-scaphoïdien inférieur surtout qui, en luttant, s'opposera à ce mouvement.

Du côte du tarse postérieur et de la mortaise tibio-péronière, le tibia se dirige obliquement en arrière et en bas. Dans l'hyperextension, le tibia représentant le poids du corps avait tendance à se subluxer en avant; c'est le contraire dans l'hyperflexion.

L'arête antérieure de la mortaise tibiale vient appuyer sur le col astragalien en s'emboîtant plus ou moins dans son excavation; mais toute la tête de l'os est en partie ou en totalité au-devant de la mortaise (Rochet). Le choc transmis à l'astragale par le tibia n'aura donc aucune tendance à chasser l'astragale en arrière, mais presse en arrière de lui.

L'astragale n'avance ni ne recule : il n'a pas de mouvement de glissement sur le calcanéum comme dans l'hyperextension. Levier horizontal dont le pivot est le ligament en haie, il n'a que le second mouvement : la bascule. Il va donc *basculer* en baissant sa tête et en pivotant par son milieu sur sa haie astragalo-calcanéenne.

Pourquoi ce mouvement de bascule? Est-ce le résultat, comme le pensait Rochet, de la pression tibiale sur le col? Cette pression, qui appuie sur le col et tend à enfoncer la tête de l'os, est limitée et insuffisante. Elle ne peut agir dans toute sa brutalité, car, vu la position respective de l'astragale et du tibia dans l'hyperflexion, il se produit immédiatement une tension des ligaments tibio- et peronéo-astragaliens postérieurs. Ces ligaments se tendent et, du même coup, soulevant la partie postérieure de l'astragale, l'écartent ainsi du calcanéum, provoquant un *diastasis astragalo-calcanéen postérieur*. Cela nous explique pourquoi le bord antérieur de la mortaise ne peut écraser le col astragalien tant que les ligaments postérieurs sont intacts (1).

Le *diastasis postérieur* de l'hyperflexion opposé au *diastasis antérieur* de l'hyperextension est limité par la haie ligamenteuse. En tout cas, dans ce mouvement de bascule, l'arrière se soulevant, l'avant s'abaisse; la tête de l'astragale fonce alors sur le ligament calcanéo-scaphoïdien ou glénoïdien, commençant la dislocation de l'interligne de Chopart.

b. Le traumatisme intervient. — Au moment où le traumatisme agit, l'astragale a la tête basse, pointant dans le plancher de la loge astragalo-scaphoïdienne. Il essaie, sous la poussée, de soulever le scaphoïde de bas en haut comme le pied de biche soulève une dent. La lutte est alors entre cette résistance de la loge à se laisser défoncer et la solidité de l'astragale.

Dans la grande majorité des cas, le plancher de la loge représenté par l'effort commun de la petite apophyse du calcanéum, la facette calcanéenne antérieure et le ligament glénoïdien renforcé par le jambier postérieur, résiste : c'est, dans ces conditions, l'astragale qui succombe et, si les ligaments malléolo-astragaliens postérieurs n'arrachent pas leurs attaches, l'astragale, victime de deux forces opposées agissant à l'extrémité de ses bras de levier, se fracturera en arrière de son col « comme un bâton que l'on

(1) Les anciens auteurs qui admettaient la possibilité des fractures du col de l'astragale par guillotinage tibial étaient dans l'erreur. Ombredanne a montré que ce mécanisme, par trop simple, était inadmissible à cause de la tension des ligaments malléolo-astragaliens. Il ne pourrait se produire qu'après rupture ou désinsertion de ces ligaments qui, s'ils sont intacts, s'opposent à cette pression directe du tibia.

casse sous le genou » (Malgaigne). Cela explique pourquoi les cas où l'astragale défonce le plancher de la loge nécessitent une solidité peu commune de cet os : la luxation médio-tarsienne, apanage des jeunes, ne peut donc être qu'une exception.

L'observation de Durand et Destot est un bel exemple de flexion poussée au maximum, puisque le pied fut complètement « retroussé ». Connaissant ainsi le mécanisme de l'hyperextension et de l'hyperflexion du pied sur la jambe, il ne nous reste plus qu'à utiliser ces documents pour chacun des cas qui nous intéressent.

Luxation médio-tarsienne totale.

Quelle soit complète ou incomplète, dorsale ou plantaire, cette luxation se produit presque toujours en hyperextension, rarement en hyperflexion (Durand et Destot, obs. V). Étant donné un traumatisme considérable, on verra, après la déchirure précoce des ligaments dorsaux, sous la pesée astragalienne, s'effectuer la rupture et la désinsertion des autres ligaments d'union. A la déchirure des ligaments supérieurs astragalo-scaphoïdiens et à l'ouverture capsulaire fera suite, de dedans en dehors, l'arrachement du ligament de Chopart qui se rompra au niveau de ses insertions postérieures calcanéennes ; puis ce sera le tour du ligament calcanéo-scaphoïdien interne qui se désinsérera en totalité ou en partie. Seul, le ligament calcanéo-cuboïdien inférieur assistera impassible à ce désordre articulaire ; l'antétarse, libéré de ses attaches ligamenteuses, pourra se déplacer et perdre le contact de l'astragale et du calcanéum.

Cette déchirure ligamenteuse dans le sens transversal suppose une propagation dans ce sens de la force vulnérante primitivement concentrée sur le scaphoïde en suivant l'arc interne du pied ; elle n'est pas fréquente. Le plus souvent le traumatisme se localise sur l'arc de force du pied, et, si des ligaments cèdent en masse, ce seront toutes les attaches du scaphoïde aux os voisins. On aura ainsi, plus fréquemment, une énucléation du scaphoïde « comme un noyau de cerise entre les doigts » (Berger).

Nous aurons donc la possibilité d'un déplacement dorsal et plantaire par hyperextension ou hyperflexion du pied. Quant à la translation de la partie luxée en dedans ou en dehors, il semble que ce déplacement dans un sens transversal, souvent peu accusé, soit fonction du sens de la chute après le traumatisme. Le blessé, le pied luxé en haut et en bas, tombe de côté, le plus souvent en dehors, et cela explique que le déplacement interne soit plus fréquent que l'externe. Dans les luxations de cause indirecte, le

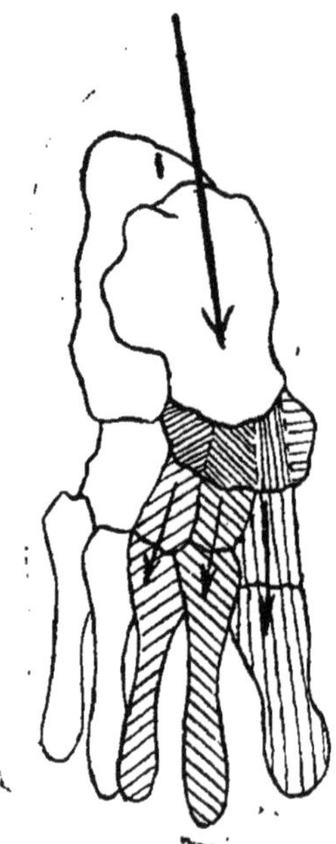

Fig. 16. — Le scaphoïde, centre de pression (d'après Abadie et Raugé).

poids du corps régit secondairement le déplacement en dedans ou en dehors de l'antétarse et de l'avant-pied fixé solidement au sol par la pesanteur.

La lecture des observations nous apprend, en plus, que dans ces luxations totales, il existe parfois d'autres lésions concomitantes : ce sont **des fractures** du scaphoïde, dans les cas de Thomas, de Madelung, avec trait de fracture toujours identique et que l'étude du mécanisme explique parfaitement. Ce trait de fracture sépare invariablement la tubérosité interne du scaphoïde du reste de l'os, et cette lésion, toujours la même, est la conséquence de ce que nous avons avancé plus haut.

Le traumatisme, extrêmement sévère, aboutira à une luxation médio-tarsienne, à condition que les deux os qui se heurtent opposent une résistance peu commune. L'astragale vient frapper comme un marteau sur l'*enclume scaphoïdienne* et, vu qu'il s'agit d'adultes, tient bon. Il n'en est pas de même du scaphoïde; cet os, en forme de cuvette, mince au centre, fait tampon ; en plus, deux solides ligaments le brident : c'est, en bas, le ligament calcanéo-scaphoïdien inférieur; c'est le ligament en γ de Chopart. Ce dernier est désinséré, soit; mais il n'en reste pas moins le premier ligament, irrésistible attache que le muscle jambier postérieur vient encore renforcer. Abadie et Raugé (fig. 16) (1) ont bien montré que ce scaphoïde supporte seul tout l'effort avant de décomposer la violence en la répartissant sur chacun des trois cunéiformes. Sous la poussée du coup de tête astragalien en son centre, il se tassera, se fléchira et souvent se brisera. S'il est suffisamment solide il se luxera, mais néanmoins il pourra compliquer sa luxation d'un trait de fracture toujours le même : trait séparant d'un gros fragment supéro-externe qui représente presque tout l'os, un petit fragment inféro-interne. Le dessin qui accompagne l'observation de Thomas-Anger (page 55) est des plus net à ce sujet.

Luxation médio-tarsienne partielle (astragalo-scaphoïdienne).

En commençant par l'étude du mécanisme indirect dans les luxations médio-tarsiennes totales, nous avons étudié, une fois pour toutes, les conséquences de l'attitude du pied en hyperextension. Nous n'aurons pas à y revenir pour la luxation partielle, car nous savons déjà qu'hyperextension et hyperflexion représentent, ici encore, le *premier temps* du mécanisme indirect de la luxation astragalo-scaphoïdienne. Ce temps est le TEMPS PRÉPARATOIRE du déplacement partiel dans l'interligne de Chopart, par le tassement osseux et la tension ligamentaire qu'il entraîne. A lui seul, ce premier temps est insuffisant, et Marc Sée se trompait lorsqu'il prétendait qu'il pouvait suffire à propulser en haut un scaphoïde moins maintenu que les os voisins, et, du fait même, plus sensible aux fortes pressions.

Comment se fait donc la luxation partielle de l'interligne de

(1) ABADIE et RAUGÉ, *Rev. de chirurgie*, septembre 1910.

cause indirecte? Pour s'en rendre compte, il faut ici, comme pour toute luxation, rechercher le mécanisme dans l'étude des mouvements physiologiques de cet interligne. C'est dans l'exagération de ce mouvement complexe de la médio-tarsienne que Delpeuch avait appelé la *volutation du pied*, que nous trouvons la solution du problème pathogénique. En résumé, il s'agit d'une luxation en *deux temps*.

Premier temps. — Préparatoire, nécessaire et non suffisant : c'est l'hyperextension du pied sur la jambe qui prépare les déchirures.

Deuxième temps. — C'est la torsion brusque et brutale de l'avant-pied sur l'arrière-pied, exagération du mouvement de volutation médio-tarsienne.

Étudions ce deuxième temps :

Torsion de l'avant-pied. — On sait que le mouvement de volutation normale est le résultat de *trois* mouvements secondaires qui s'effectuent simultanément dans *trois axes différents* : c'est la flexion oblique médio-tarsienne autour d'un axe *transversal*; c'est la torsion ou supination de l'avant-pied autour d'un axe *sagittal*; c'est enfin l'adduction qui se fait suivant un axe *vertical*. Au point de vue mécanique articulaire, il faut surtout se rappeler que ce mouvement complexe n'intéresse pas que l'articulation médio-tarsienne; la sous-astragalienne y prend part. C'est ainsi que la torsion de l'avant-pied sur l'arrière-pied sera limitée par les attaches ligamenteuses du calcanéum au squelette jambier : *torsion en dedans* qui sera arrêtée par la tension du ligament péronéo-calcanéen; *torsion en dehors* par le ligament tibio-calcanéen.

On comprend déjà, par ces données de physiologie normale, qu'une luxation ne pourra se produire, dans l'interligne de Chopart, que si les ligaments qui retiennent le calcanéum au tibia et au péroné résistent. Dans la plupart des cas, la torsion par trop brutale de l'avant-pied n'arrivera pas à disloquer l'interligne astragalo-scaphoïdien, car, sous la violence du traumatisme, les ligaments malléolo-calcanéens arrachent leurs insertions osseuses supérieures, et, du même coup, les lésions s'étendent à l'articulation tibio-tarsienne. Pour que l'effort de la torsion de l'avant-pied reste limité à la médio-tarsienne, il faut donc des conditions exceptionnelles de solidité ligamenteuse au niveau du postérotarse.

Examinons le cas le plus fréquent. Un individu tombe d'un lieu élevé sur le sol, le pied en hyperextension. Nous avons vu que dans cette position du pied, le déplacement médio-tarsien *se prépare* puisque l'astragale, glissant et basculant, presse sur le mur scaphoïdien, distendant sous sa poussée le ligament astragalo-scaphoïdien dorsal. La poussée astragalienne qui représente le poids du corps, la contraction musculaire très violente amènent le *tassement osseux* qui va permettre à la torsion de l'avant-pied d'agir avec efficacité. Au moment où la pointe du pied prend contact avec le sol, on peut admettre que tout l'avant-pied, bloc rigide, s'y trouve fortement fixé par la pesanteur. Cette fixation par la pesanteur, démontrée par M. le professeur Quénu (1), est certaine, de plus elle est indispensable pour que l'effort soit effectif et produise la volutation exagérée dans l'interligne de Chopart.

Le premier contact qui s'effectue est celui de l'arc de force interne du pied qui vient frapper le sol. C'est la colonne osseuse qui, individualisée par MM. Quénu et Kuss, est formée par le premier métatarsien que continuent en arrière le cunéiforme et le scaphoïde « solidarisés en un tout physiologique » par la contraction musculaire. Presque aussitôt, la palette d'appui ou externe du pied, c'est-à-dire les quatre derniers métatarsiens disposés en voûte oblique, prend alors contact avec le sol par son extrémité antérieure ; cette palette fait immédiatement *preuve d'insuffisance* et fuit en arrière et en dehors sous l'impulsion du contre-coup. Le pied « verse » et tout l'avant-pied tend à se placer en supination et adduction. Dans cette attitude nouvelle, le poids du corps, communiqué intégralement par le levier tibial, tombe *en dehors* du point d'appui du gros orteil (Quénu). Le blessé tombe de côté et il se produit une torsion complète dans l'interligne qui précède le segment fixé (ici le métatarse et l'antétarse) : c'est la dislocation certaine de l'articulation médio-tarsienne.

Le mouvement en sens contraire de l'astragale et du scaphoïde se traduit par la déchirure complète et de dedans en dehors du ligament astragalo-scaphoïdien dorsal. Suivant l'heureuse expression de Farabeuf (2), « le bord externe plantaire est poussé sous le bord interne comme pour faire un cornet avec la plante qui se

(1) Quénu, *Soc. de chirurgie*, 1897, p. 357.
(2) Farabeuf, *Méd. opér.*, p. 828.

plie et se creuse d'un sillon longitudinal ». Dans ce mouvement, le mur scaphoïdien se dérobe sous la tête astragalienne qui, libérée par la déchirure du ligament dorsal, émerge sur le dos du pied. Cette torsion de l'avant-pied sur l'arrière-pied se retrouve en clinique avec sa déformation caractéristique. Certains auteurs ont pu la reproduire expérimentalement.

En réalité, la luxation astragalo-scaphoïdienne est le résultat d'une torsion en dedans ou en dehors de l'avant-pied sur l'arrière-pied. La torsion est régie par le sens de la chute agissant sur un antétarse fixé. Ce qui montre bien le mouvement violent de torsion dans la médio-tarsienne, c'est ce fait que les axes sagittaux de l'astragale et de l'avant-pied cessent d'être parallèles. Il faut insister sur cette torsion en dedans ou en dehors des deux segments du pied l'un sur l'autre ; elle est indispensable pour la production du déplacement astragalo-scaphoïdien. En effet, si elle n'existe pas, et si on ne trouve dans l'attitude de chute que l'adduction combinée à la supination du pied, il ne pourra se faire de luxation partielle dans l'interligne de Chopart, Honigschmied a insisté sur ce fait que dans les cas d'adduction et de supination, on aura le plus souvent des fractures du scaphoïde; jamais de déplacement de cet os (1).

Étant donné qu'au point de vue physiologique tout mouvement dans l'articulation astragalo-scaphoïdienne a comme complément indispensable des mouvements dans l'articulation calcanéo-cuboïdienne, on peut, du fait même, préjuger que la luxation dans la partie interne de l'interligne s'accompagnera d'un début de dislocation dans la partie externe. Bien que passant inaperçu en clinique, le déplacement calcanéo-cuboïdien existe nécessairement ; cette articulation subit : ou une violente entorse (Rognetta et Bonnet), ou mieux un déplacement qui est moins important que celui du scaphoïde sur l'astragale et peut passer inaperçu (cas de Führ). Le dos d'âne cuboïdien *glisse en pas de vis* dans la spire du calcanéum. La pièce de Fredet du musée Dupuytren (fig. 6) le montre parfaitement et l'on y peut constater la tension très marquée du ligament dorsal qui réunit ces deux os.

Pour terminer ce mécanisme de la luxation astragalo-scaphoï-

(1) Honigschmied, *Zeitsch. f. Chirurgie*, 1877, p. 239, Bd 8.

dienne de cause indirecte, nous rappellerons que, dans notre cas personnel, nous avions une fracture de l'apophyse postérieure de l'astragale. Nous avons dit que cette solution de continuité osseuse était le résultat de l'arrachement des insertions astragaliennes du fort ligament astragalo-calcanéen postérieur. C'est en luttant contre le mouvement de bascule de l'astragale que ce ligament, tendu, rompt ses attaches supérieures. Cette fracture postérieure a été signalée dans certaines luxations sous-astragaliennes (Malgaigne, Verneuil, deux observations de Quénu, Gérard-Marchant) et relève du même mécanisme (1). Nous connaissons cette lésion qui accompagne certaines luxations sous-astragaliennes, et si nous en parlons ici, c'est pour que l'on ne puisse pas nous adresser le reproche d'avoir pris une *luxatio pedis sub talo* pour un déplacement astragalo-scaphoïdien. Nous avons déjà montré que notre intervention nous donnait raison, puisqu'elle a consisté à pratiquer une détorsion dans l'interligne de Chopart, le postéro-tarse étant indemne.

Luxation calcanéo-cuboïdienne (?). — Impossible au point de vue anatomique, inexistante au point de vue clinique, cette luxation est irréalisable au point de vue expérimental. Nous avons suffisamment insisté sur ce fait pour nous étendre ici davantage. Épiphénomène dans les luxations de la région, nous venons de dire que le déplacement était constant dans les luxations astragalo-scaphoïdiennes. Heully l'avait noté tout récemment et ajoutait : « De ce chef, la notion de luxation médio-tarsienne va-t-elle peut-être s'élargir aux dépens des lésions limitées au scaphoïde » (2). Une partie de ce travail n'est que le développement de cette phrase.

Renions donc la luxation isolée du cuboïde sur le calcanéum (3),

(1) M. Quénu, en présentant sa première observation à la Société anatomique en 1882, avait insisté sur ces fractures postérieures de l'astragale dans les luxations sous-astragaliennes. Dans ces cas, l'espace qui existe entre la face postérieure de l'astragale et le fragment mesure assez bien le déplacement de l'os luxé. Sur notre radiographie, l'espace est nul, puisque l'astragale est resté dans la mortaise tibio-péronière.

(2) Heully, *loc. cit.*, p. 677.

(3) Le cas du blessé de Vallas, dont nous citons l'histoire plus haut (p. 49), autorise seulement à admettre que dans certains *estampages* du pied portant sur le cuboïde, cet os sera évidemment obligé de se déplacer. Ce cas, non publié,

n'admettons le déplacement calcanéo-cuboïdien que comme corollaire du déplacement du scaphoïde sur l'astragale. M. Delorme, insistant sur la constance du déplacement calcanéo-cuboïdien dans les luxations sous-astragaliennes, a même décrit une variété *sous-astragalo-médio-tarsienne* de « luxatio pedis sub talo ». A fortiori, le déplacement du cuboïde doit accompagner la luxation du scaphoïde sur l'astragale et son étendue est fonction de la torsion plus ou moins accentuée de l'avant-pied.

II. — MÉCANISME DE CAUSE DIRECTE

Nous serons brefs sur ce mécanisme de cause directe ; il est simple à comprendre et ne prête pas à discussion. Nous l'étudierons en bloc pour toutes les luxations médio-tarsiennes.

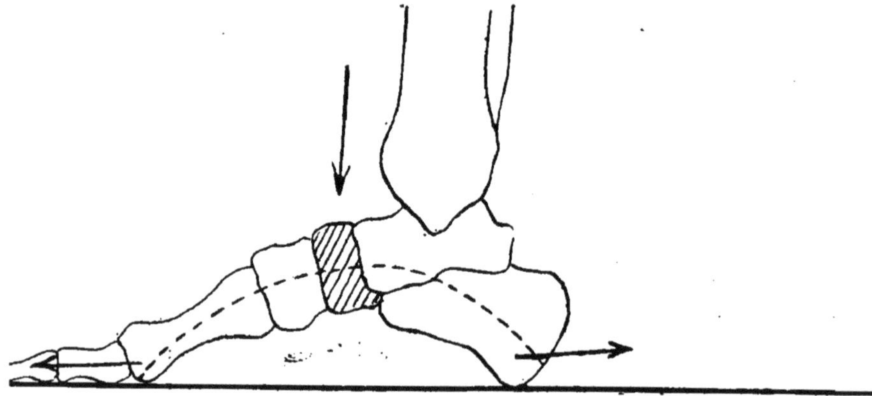

Fig. 17. — Aplatissement antéro-postérieur de la voûte (d'après Abadie et Raugé).

Il s'agit ici d'une force agissant de haut en bas sur le dos du pied et dont l'effet sera le redressement de la courbure plantaire. La puissance, représentée par un corps pesant, une roue de wagon, etc., tendra à aplatir la voûte, et cet aplatissement se traduira par une AUGMENTATION DE LONGUEUR ET DE LARGEUR du pied. L'effort sera ici porté de haut en bas et, comme dans le mécanisme de cause indirecte, il aura pour effet de tendre et de déchirer les ligaments (fig. 17).

est unique dans la science et risque de le rester longtemps. Il vient d'ailleurs confirmer notre opinion par son invraisemblance et sa rareté.

α. Le ligament qui s'oppose à l'augmentation de longueur de la plante est l'énorme surtout ligamenteux calcanéo-cuboïdien inférieur. Richet admettait que ce ligament était *invulnérable* et que sa puissance et sa résistance lui permettaient de défier les traumatismes les plus sévères. Tendu comme la corde de l'arc plantaire, véritable fibro-cartilage, il assure, à lui tout seul, la concavité de la voûte, et le long péronier latéral, d'une part, le jambier postérieur, d'autre part, ne jouent qu'un rôle bien effacé à côté de lui. Étant donné un traumatisme vertical qui tende cette corde ligamenteuse en essayant d'aplatir la plante, on doit admettre que le ligament calcanéo-cuboïdien inférieur reste intact. Toutes les observations qui parlent de lui l'ont constaté. Il se laisse momentanément vaincre par le traumatisme grâce à son élasticité, mais reprend ses droits pour fixer la luxation d'une manière définitive. Richet avait raison de penser que ce grand ligament de la plante, le plus fort de l'économie, ne pouvait être déchiré, et l'on conçoit que le traumatisme qui, en luxant l'antétarse dans la plante, aura momentanément raison de lui, devra être d'une puissance remarquable; il lui faudra, de plus, exercer une pesée large sur les os de l'antétarse, car, limité à un os, il atteindra le plus souvent le scaphoïde. Cet os qui, d'après Finsterer (1), dépasse en hauteur les cunéiformes, est le premier à supporter le poids du corps traumatisant; il ne se fracture pas, puisqu'il peut fuir dans la concavité de la voûte plantaire. Il arrache ses insertions ligamenteuses et entraîne avec lui le cuboïde sur lequel il repose dans ses deux tiers externes. D'après Destot, ce cuboïde, incliné à 45 degrés sur l'horizon, est, par sa forme de coin, en rapport direct avec trois os de l'antétarse et les quatrième et cinquième métatarsiens. Sous la poussée de haut en bas, il rompt ses attaches calcanéennes et entraîne tout l'avant-pied dans la plante.

β. L'augmentation de largeur du pied tient à l'aplatissement de la voûte transversale (fig. 18). Alors que la voûte antéro-postérieure était assurée par le ligament calcanéo-cuboïdien inférieur, la voûte transversale, inclinée sur l'horizontale, décrit un quart de coupole dont la clef de voûte est le cuboïde. Par sa forme et, surtout, par sa situation profonde, le cuboïde échappe aux trauma-

(1) Finsterer, *Beitrage für klin. Chirurgie*, Bd LIX, 1908.

tismes. Nous savons que, même par choc direct, la luxation isolée de cet os sur le calcanéum n'existe pas ; de même pour les fractures, Gontermann (1) a récemment prétendu que les fractures isolées du cuboïde par choc direct sont rarissimes, car c'est le mieux protégé des os du pied. Pourtant, il répond à la poussée scaphoïdienne et se luxe dans la plante, compromettant l'arche antérieure du pied dont il est le centre d'appui.

Suivant l'application du traumatisme, on peut en conclure qu'il

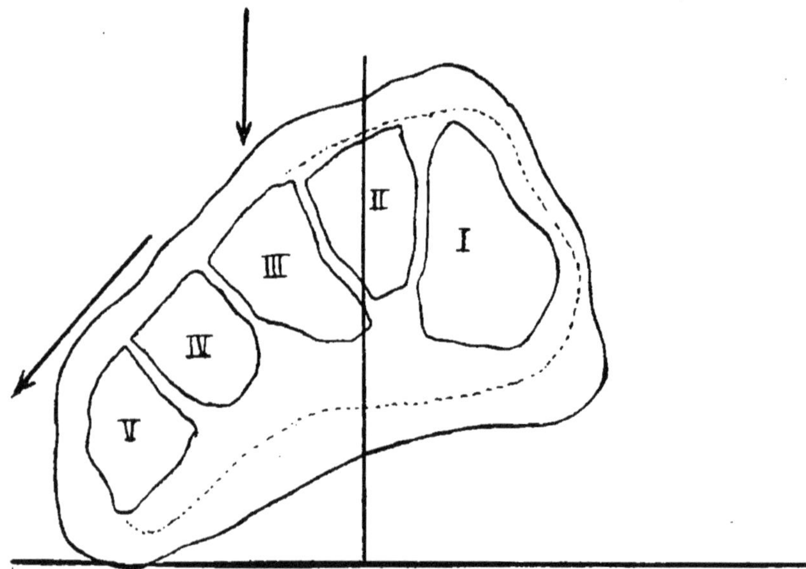

Fig. 18. — Aplatissement transversal de la voûte (d'après Destot).

existera des luxations *partielles* ou *totales* dans l'interligne médio-tarsien. Dans le cas de luxation totale, suivant la violence du traumatisme, le déplacement sera *complet* ou *incomplet* ; enfin, il faudra faire intervenir en plus l'incidence de la poussée de haut en bas sur la plante, afin de pouvoir déterminer le sens de la translation en dedans ou en dehors du segment luxé.

Dans notre observation personnelle, la radiographie montre, en outre de la lésion médio-tarsienne, une luxation du métatarse (luxation isolée spatulaire de Quénu et Kuss). Cette seconde luxation témoigne de l'aplatissement plantaire qui vient exagérer

(1) Gontermann, *Arch. für klin. Chirurgie*, t. XCI, 1909, p. 186.

le diastasis physiologique qui sépare les deux premiers métatarsiens. MM. Quénu et Kuss ont montré que, normalement, du fait de l'appui sur le sol, « les deux segments du métatarse, obéissant aux directions différentes des deux parties correspondantes de l'interligne de Lisfranc et aussi aux actions musculaires également différentes, ont tendance à se déplacer en sens inverse, à s'écarter, à se disjoindre ». A plus forte raison, dans les cas de traumatismes intéressant directement anté et métatarse, pourra-t-on obtenir par aplatissement violent l'exagération d'une disjonction articulaire qui existe normalement dans l'interligne de Lisfranc.

ANATOMIE PATHOLOGIQUE

L'anatomie pathologique de ces luxations doit s'étudier sépa-ément, suivant qu'il s'agit de déplacement partiel ou total dans 'interligne de Chopart. Pourtant, il est à remarquer que les auteurs ;ont sobres de détails à ce sujet. Les anciens n'en parlent même)as, et les quelques renseignements que nous pouvons recueillir sur es lésions osseuses et ligamenteuses dans ces déplacements ne ıous ont été fournis que par des pièces d'autopsie. Aujourd'hui il 'ient s'y joindre quelques rares interventions qui apportent des locuments anatomo-pathologiques ; mais nous avons pu nous rendre :ompte nous-même que, dans la luxation médio-tarsienne complète, ın peut difficilement repérer l'étendue des désordres articulaires.)n sent les os luxés et c'est un peu à l'aveugle que, dans notre :as déjà ancien, nous avons pratiqué une tarsectomie antérieure.

Malgré cette pénurie de documents, nous esquisserons rapidement ›our chaque grand type de luxation, d'une part, les lésions de 'article, d'autre part, les lésions associées des parties environnantes n puisant dans les observations rapportées plus haut.

I. — Luxation partielle : astragalo-scaphoïdienne.

1° Type plantaire.

α. *Situation des os luxés.*

Dans ce genre de déplacement, le scaphoïde s'est déplacé en 'as et en dedans; il perd complètement le contact articulaire vec l'astragale. Il s'est dérobé dans la plante, et l'astragale, par a surface articulaire scaphoïdienne, vient se mettre en rapport vec le tégument sous lequel elle fait saillie.

Avec le doigt, dans notre cas, nous avons pu, à l'intervention, arfaitement constater et préciser les contours de la tête astraga-enne qui répondait à l'interligne scaphoïdo-cuboïdien, chevau-hant sur le dos du pied. En dedans de l'énorme saillie qu'elle ıisait, on pénétrait dans un hiatus béant, large, qui, plus en dedans t plus profondément, amenait au scaphoïde.

En empaumant l'avant-pied avec la main, nous avons pu à loisir rétablir, au cours de l'opération, le contact parfait entre le scaphoïde et l'astragale. Nous reproduisions la luxation par torsion en dedans et adduction du pied; le scaphoïde glissait en bas et en dedans et nous retrouvions l'énorme saillie de la tête astragalienne.

β. *Lésions de la capsule et des ligaments.*

Le déplacement plantaire du scaphoïde ne peut s'effectuer qu'après déchirure préalable d'une grande partie de la capsule articulaire et surtout arrachement du ligament astragalo-scaphoïdien. Nous n'avons, au cours d'une intervention, jamais reconnu les fibres de ce ligament qui, vu l'intensité du déplacement, avait très certainement cédé en totalité. Pour l'articulation même, les désordres capsulaires et ligamenteux s'en tenaient là et il ne nous a pas semblé que la branche interne du ligament en γ ait souffert du traumatisme.

Nous insisterons surtout sur la rupture d'un ligament moins proche : la branche inférieure du ligament annulaire du tarse. Cette branche qui s'attache au niveau de la branche horizontale (ligament frondiforme) va, on le sait, en avant et en dedans se perdre sur le bord interne du pied. Elle cède par suite du déplacement brutal du scaphoïde et de l'avant-pied en dedans et encore par la pesée de bas en haut de la tête astragalienne. Tendue puis rompue, cette branche inférieure permet le déplacement tendineux.

Le *déplacement des tendons* est donc en grande partie fonction de l'arrachement de la branche inférieure du ligament annulaire. En opérant, nous pûmes le constater et il fallut les soulever avec un écarteur de Farabeuf pour faire passer la tête astragalienne luxée.

Il est évident que le jambier antérieur et l'extenseur propre du gros orteil sont en dedans de l'astragale ; il ne peut en être autrement et ils passent en pont sur l'hiatus béant de l'ancienne articulation ; quant à l'extenseur commun des orteils, bien qu'ayant retrouvé une certaine indépendance par la rupture de la branche inférieure du ligament annulaire, bien que sollicité par la déviation en dedans de l'avant-pied, il ne varie pas sa position et la tête de l'astragale ne peut passer en dessous de lui.

La situation anormale de quelques-uns de ces tendons rejetés en dedans explique l'irréductibilité de la luxation et il est intéressant de constater que les anciennes observations, si courtes soient-elles, s'étonnent, à raison, de l'impossibilité de remettre les parties luxées en place. « Il fut impossible, dit Boyer, de remettre cette éminence dans sa place naturelle ». Quant à Roux, assisté de deux collègues, il fit sur son blessé des tentatives de toutes sortes qui restèrent inutiles jusqu'au moment où la réduction s'effectua « sans savoir pourquoi ni comment ».

γ. *Lésions associées.*

Elle intéressent les os et articulations du voisinage, ou encore et surtout les parties molles.

Os et articulations. — C'est la possibilité de petits arrachements osseux concomitants et, dans notre cas personnel, la radiographie nous a fait découvrir une fracture de l'apophyse postérieure de l'astragale. Nous ne faisons que le rappeler ici.

En plus, il existe une distension ligamentaire dans la partie externe de l'interligne de Chopart; phénomène d'entorse calcanéo-cuboïdienne qui, au point de vue clinique, passe inaperçu (Delorme); entorse de la tibio-tarsienne et même de l'articulation de Lisfranc (Rognetta).

Parties molles. — C'est l'ecchymose rapide et très étendue d'emblée avec infiltration hématique considérable par rupture veineuse. C'est encore la possibilité de l'éclatement de la peau sur le bord externe du dos du pied. Dans notre observation, cette déchirure cutanée siégeait en avant de la pointe de la malléole péronière et à 5 centimètres en dessous. Linéaire et longue de 4 à 5 centimètres, cette plaie bavait un sang veineux très abondant, et c'est elle qui nous incita à intervenir d'urgence par le débridement afin d'éviter les complications septiques. Dans certaines observations (Wells, obs. IV; Smith, obs. VII), il se produisit une gangrène de la peau au point de pression de la tête de l'astragale; suppuration et carie de l'astragale qui nécessitèrent une extirpation de l'os nécrosé.

2° Type dorsal.

α. *Situation des os luxés.*

Les observations de Chassaignac et de Rais peuvent seules nous renseigner à ce sujet. On constate dans ces cas que le scaphoïde repose sur le col de l'astragale par le bord inférieur de sa surface articulaire. Il a enjambé la convexité de la tête astragalienne et se trouve, là, accroché au contact des ligaments qu'il distend.

La tête astragalienne est dans la plante en bas et en dedans avec un large hiatus ouvert à la face interne du pied.

β. *Lésions de la capsule et des ligaments.*

C'est une déchirure presque entière de toute la capsule articuaire, et la tête de l'astragale, en pressant sur l'énorme ligament calcanéo-scaphoïdien, remarquable par sa force et son épaisseur (Poirier), l'a dilacéré complètement. Elle s'est engagée sous les débris ligamenteux et se trouve enclavée entre calcanéum et scaphoïde.

Le *déplacement des tendons* a ici encore son intérêt : en effet, e fort ligament calcanéo-scaphoïdien inférieur est sous-tendu et renforcé par le gros tendon du jambier postérieur. Celui-ci, propulsé en avant par son insertion scaphoïdienne, se trouve alors limiter en avant la tête de l'astragale. L'on conçoit la force de cette boutonnière tendineuse dans laquelle l'astragale est *pris par le cou*, si l'on y ajoute encore en arrière, d'après l'observation de Chassaignac, que le long fléchisseur des orteils passait sous la tête de l'astragale.

Sur le dos du pied, les tendons sont fortement soulevés par la saillie scaphoïdienne. En plus il est probable, d'après le cas de Führ (obs. XVI), que le ligament annulaire est, ici encore, lésé au niveau de sa branche inférieure. Cet auteur a, en effet, constaté dans son observation que « tous les muscles et tendons extérieurs étaient en dedans ». Il peut même s'y joindre des déchirures du muscle pédieux.

γ. *Lésions associées.*

Elles sont ici considérables, vu la puissance du traumatisme. Du moment qu'un plancher ligamenteux de la force d'un ligament calcanéo-scaphoïdien inférieur se laisse dilacérer, on peut en conclure qu'il doit exister des délabrements osseux et des parties molles très marqués. Pourtant, Rais (obs. XVII) n'en mentionne pas et constate que la luxation résumait toute la lésion.

Os et articulations. — Dans le cas de Chassaignac (obs. XI) il y a fracture de la tubérosité interne du calcanéum et, en plus, écrasement du cuboïde près de sa surface articulaire métatarsienne. Führ (obs. XVI) note un déplacement dans l'articulation calcanéo-cuboïdienne et surtout des fractures des troisième et quatrième métatarsiens.

Parties molles. — C'est, comme dans la variété plantaire et plus encore peut-être, une attrition et du décollement des téguments. Il y a gonflement des parties molles et suffusions sanguines se traduisant par une ecchymose considérable et très étendue (Führ).

Les lésions des parties molles masquent rapidement le déplacement osseux. Nous mentionnons ici, comme plus haut, la possibilité d'une luxation compliquée, soit que la peau soit déchirée par le traumatisme agissant directement, soit qu'elle éclate sous la torsion du pied aidée de la poussée du scaphoïde.

Les phénomènes de suppuration, d'ostéite secondaire de l'os exposé sont donc à prévoir comme dans la variété plantaire. Marc Sée, en 1874 (1), insistait déjà sur la fréquence de la suppuration et de la gangrène dans ces luxations.

II. — Luxation médio-tarsienne totale.

Au point de vue anatomo-pathologique nous avons des données beaucoup plus précises sur ces luxations.

Quel que soit le sens de la luxation, c'est l'antétarse qui, suivant que le déplacement est complet ou incomplet, garde en partie ou perd entièrement le contact articulaire avec le tarse postérieur ; le scaphoïde et le cuboïde simultanément vont se luxer, mais ils conservent entre eux leurs attaches ligamenteuses et l'unité du bloc antétarsien est assurée par l'intégrité de tous les ligaments d'union scapho-cuboïdienne.

1° LUXATION PLANTAIRE.

α. *Situation des os luxés.*

Les os de l'antétarse se déplacent complètement (obs. Durand et Destot, Tixier et Viannay, Vanverts et Paucot, Lavonius), ou pas complètement (obs. Thomas, personnelle, etc.) et viennent faire saillie dans la plante ; ils en font disparaître la cambrure normale ; elle devient parfois même convexe.

Les surfaces articulaires de l'astragale et du calcanéum chevauchent sur la partie supérieure du scaphoïde et du cuboïde. Ils

(1) MARC SÉE, Discussion. *Soc. de chirurgie*, 1874, p. 673.

sont saillants sur le dos du pied, formant une véritable marche d'escalier.

Cette luxation de l'antétarse en bas n'existe jamais à l'état pur. Il s'y joint une *déviation latérale* en dehors ou en dedans.

En dehors. — Type plantaire *externe*, le moins fréquent (Führ, Vanverts et Paucot, Lavonius), où le chevauchement latéral de l'antétarse se traduit par la saillie du cuboïde en dehors. Il existe, par contre, une encoche sur le bord interne du pied au niveau de l'interligne astragalo-scaphoïdien, corollaire de la translation en dehors.

En dedans. — Type plantaire *interne*, presque la règle. Le déplacement amène à sentir sur le bord interne du pied la saillie du scaphoïde que l'on peut prendre entre deux doigts.

Dans l'une comme l'autre variété, l'astragale et le calcanéum, que nous savons proéminer sur le dos du pied, viennent aussi se mettre en rapport directement avec la face profonde des tendons extenseurs des orteils. Dilacérant et déchirant le muscle pédieux, ils soulèvent les tendons et, comme nous le consignons dans notre observation à la suite de Tixier et Viannay (1), il en résulte un état d'extension permanent des orteils dont les tendons extenseurs sont soulevés comme « le chevalet d'un violon soutient les cordes de l'instrument ».

β. *Lésions de la capsule et des ligaments.*

La capsule est entièrement déchirée à la partie supérieure de l'articulation. Ces désordres capsulaires très étendus s'accompagnent de déchirure de tous les ligaments dorsaux. Arrachés brutalement, ces ligaments, notamment l'astragalo-scaphoïdien dorsal, peuvent fracturer leur insertion osseuse (cas de Führ où la ligne d'insertion sur l'astragale marque un trait de fracture).

Aux ligaments dorsaux s'ajoute l'arrachement partiel ou total (suivant l'ampleur du déplacement) des insertions du ligament calcanéo-scaphoïdien. En plus, le ligament en γ de Chopart se rompt toujours. Dans l'observation de Thomas (obs. 3), il était rompu au niveau de ses insertions postérieures. Un seul ligament résiste, c'est le calcanéo-cuboïdien (Thomas, Führ) dont la constitution et la position défient les traumatismes les plus graves.

1) Tixier et Viannay, *loc. cit.*, p. 854.

2° Luxation dorsale.

α. Situation des os luxés.

L'antétarse chevauche en partie sur l'astragale qui a basculé en bas. La perte du contact articulaire n'est jamais complète, mais, ce qu'il faut noter, c'est que cette luxation qui succède à de grands traumatismes est souvent, comme nous le verrons, compliquée de fractures De toutes façons la surface proximale de l'antétarse est palpable sous la peau et l'on peut au doigt repérer les cavités articulaires des deux os luxés.

β. Lésions de la capsule et des ligaments.

Nous devons admettre non pas l'impossible, c'est-à-dire la rupture du *grand ligament de la plante*, mais des déchirures *partielles* de ce ligament. Son élasticité même permet d'ailleurs de supposer que la luxation puisse se produire sans qu'il se déchire. Sa tension fixe le déplacement articulaire et sa force explique le télescopage réciproque des parties osseuses qui restent au contact (Madelung) ; cependant le fait doit rester tout à fait exceptionnel. Ce grand ligament s'oppose à l'ascension du tarse antérieur ; il est, d'autre part, invulnérable, et cela nous montre que ces déplacements médio-tarsiens dorsaux ne sauraient être que des raretés.

3° Lésions associées.

α. Des os et des articulations.

Dans l'une et l'autre variété, les lésions sont fréquentes.

Au niveau de l'antétarse et du postéro-tarse s'il s'agit de variété plantaire, on pourra rencontrer (Thomas) des fractures du scaphoïde dont la tubérosité interne est détachée du reste de l'os (voir mécanisme, p. 97). Le cas de Führ cite, comme lésion concomitante, une fracture de l'astragale par arrachement ligamenteux astragalo-scaphoïdien.

S'il s'agit de variété dorsale, les fractures sont presque *de règle*. La tête de l'astragale télescope la partie inférieure du scaphoïde et le brise en plusieurs fragments (Madelung).

A distance, on peut encore rencontrer des fractures ou des luxations concomitantes. Notre observation personnelle de luxation médio-tarsienne signale une luxation divergente du métatarse avec diastasis du premier espace par déchirure du ligament de Lisfranc.

β. *Des parties molles.*

Toutes les observations insistent sur l'étendue des lésions des parties molles. C'est la contusion des tissus périarticulaires amenant des phlyctènes et une ecchymose énorme qui gêne même le premier examen et donne au pied une teinte violacée (Thomas).

Dans les cas de luxations par *cause directe* il s'y joint, au point d'application du traumatisme, des éraillures de la peau, des excoriations (Thomas, Durand et Destot, cas personnel, etc.) qui à un moment donné, par la tension des tissus infiltrés et œdématiés, pourront amener une communication avec l'extérieur. Ce sont les plaques de sphacèle et le cortège des complications septiques qu'il faut alors envisager.

L'anatomie pathologique ne s'arrête pas aux lésions immédiates qu'entraînent les luxations. Il faut encore parler des *lésions tardives* si graves au point de vue fonctionnel que l'on rencontre dans les déplacements articulaires partiel ou total du médio-tarse non traités.

C'est l'organisation définitive des désordres articulaires et péri-articulaires. Quelle que soit la luxation, si l'on n'intervient d'aucune sorte, il se produira des néo-cavités de réception des surfaces articulaires luxées. Ces néarthroses, à défaut de ligaments dilacérés ou inutiles, se constitueront par un envahissement fibreux très rapide. Ce seront ces *tractus fibroïdes* unissant les os dans leurs nouveaux rapports et déterminant souvent des ankyloses très serrées. A cette invasion de tissu fibreux viendra encore se joindre la *rétraction des tendons* et l'*atrophie musculaire*. Tout cela explique la difficulté des opérations tardives où le bistouri doit sculpter au hasard des os déformés, ayant perdu tous leurs rapports anatomiques et noyés dans une gangue fibreuse très serrée.

Riegner (obs. XIV) a signalé enfin la production d'*ostéophytes*. C'est en intervenant pour une luxation astragalo-scaphoïdienne ancienne qu'il constata la présence de néoformations osseuses dans la partie interne de l'interligne de Chopart.

SYMPTÔMES ET DIAGNOSTIC

Suivant que le déplacement médio-tarsien est partiel ou total, les signes cliniques sont à ce point dissemblables que l'on doit les étudier dans deux chapitres absolument séparés. Nous passerons donc d'abord en revue l'ensemble des symptômes qui permet de déceler l'existence d'une luxation médio-tarsienne, et nous apprendrons en les énumérant qu'ils sont assez nombreux et caractéristiques pour que les anciens auteurs aient pu dire de ces déplacements qu'ils avaient une symptomatologie évidente (B. Bell, Boyer). En second lieu, nous joindrons à l'exposé clinique l'évolution et au point de vue du diagnostic l'ensemble des renseignements que fournit l'étude radiographique.

LUXATION INCOMPLÈTE

A. — Immédiatement après l'accident.

Comme dans toute luxation, le premier grand symptôme est l'*impotence fonctionnelle* : elle est ici immédiate, absolue. Qu'il s'agisse d'un traumatisé de cause indirecte, ou directe, le blessé tombe et se trouve dans l'impossibilité de se servir de son membre traumatisé. A ce signe, commun à la plupart des traumatismes articulaires, s'est jointe une DOULEUR extrêmement violente, atroce parfois. Au moment où s'est produit le déplacement et le versement de l'avant-pied, c'est une sensation d'arrachement qu'a ressentie le blessé. Cette douleur, dont le siège principal est au niveau de l'interligne de Chopart, y a son maximum d'acuité. Exagérée par le simple attouchement des orteils elle irradie dans toutes les articulations voisines qui, elles aussi, ont plus ou moins souffert de l'injure médio-tarsienne. Elle s'étend du côté de la jambe et s'accompagne d'une contracture musculaire réflexe très marquée. Cette contracture des muscles immobilise la voûte plantaire déformée et siège surtout au niveau du jambier antérieur et de l'extenseur propre du gros orteil en avant, du jambier postérieur en dedans et en bas.

Ces phénomènes douloureux spontanés rendent tout examen de l'article absolument impossible, car les mouvements provoqués réveillent une douleur exquise au niveau de l'interligne de Chopart.

La DÉFORMATION DU PIED est, parmi les signes physiques, celui qui, à l'inspection, peut permettre de porter un diagnostic. Le pied, par suite de l'enroulement de l'avant-pied, s'est mis en varus le plus souvent. On constate, dans les cas beaucoup plus fréquents de luxation plantaire, que le bord interne est en supination, surélevé, tandis que le bord externe plonge au contraire. Il existe, sur ce bord interne, un angle ouvert en dedans et en haut, à sommet médio-tarsien. Le sillon qui marque cet angle indique le changement de direction du tarse antérieur et de l'avant-pied sur le tarse postérieur ; il est très accentué et profond. De direction perpendiculaire à celle du bord interne, s'il se perd en bas dans la plante, en haut il commence juste en avant de la saillie astragalienne sur le dos du pied. Cette saillie astragalienne est très visible. Bombant sous les téguments qu'elle soulève, cette tête de l'os inscrit son relief anormal.

Dans certains cas la poussée osseuse sur les tissus mous provoque un véritable éclatement de ceux-ci sous forme d'une plaie linéaire et externe dans le prolongement du péroné, à 2 ou 3 centimètres du bord antérieur de sa malléole (cas personnel). — Elle peut devenir ainsi la cause de complications septiques graves et les anciens auteurs nous signalent en plus la possibilité d'escarres limitées, de gangrène avec toute l'importance *quoad vitam* que ces accidents pouvaient avoir autrefois.

Si l'on joint à ces déformations et à cet éversement de l'avant-pied la présence très nette d'un RACCOURCISSEMENT ANTÉRO-POSTÉRIEUR, on soupçonne fort bien que le pied dans son ensemble ressemble à un « pied bot congénital non complètement redressé » (Morian).

Pourtant il faut bien savoir que ces symptômes importants passent souvent inaperçus par suite d'un GONFLEMENT périarticulaire immédiat qui gagne rapidement tout le pied. Ce gonflement, signalé par tous les auteurs, est très précoce ; il est d'emblée considérable et il gêne l'examen aussitôt après le raumatisme. Masquant les saillies osseuses anormales et la dévia-ion caractéristique, ce gonflement ne laisse pour le diagnostic ue la douleur et l'impotence fonctionnelle; il excuse en partie es grands déplacements astragalo-scaphoïdiens que l'on traite ar le massage sans essai de réduction ; il explique surtout pour-uoi ce genre de luxations que les chirurgiens avaient autrefois à oigner étaient, le plus souvent, déjà anciennes. Aujourd'hui, la adiographie rend la tâche singulièrement plus facile.

Ce gonflement, accompagné d'ecchymoses, de suffusions san-uines, est d'une durée qui varie de six à dix jours. Obéissant à la ompression et au repos absolu, il disparaît lentement et, peu à eu, le pied apparaît sous un aspect nouveau et des plus carac-éristiques.

B. — **Tardivement après l'accident.**

Prenons le cas de luxation plantaire. Au point de vue des *ignes* physiques, tous sont évidents à l'INSPECTION.

C'est la *volutation* de l'avant-pied fixé en torsion, adduction et upination.

C'est le pli médio-tarsien vertical, conséquence de la dislo-ation partielle de l'interligne. C'est, enfin, la saillie arrondie de tête de l'astragale sur le dos du pied. Nous n'y revien-rons pas.

A LA PALPATION, nous obtenons des renseignements plus précis ır les signes physiques que la vue nous avait fait deviner. Cette alpation sera faite alternativement et comparativement sur un et l'autre pied dans un but de contrôle ; elle nous fera pprécier les difformités osseuses en nous limitant leurs contours. 'est la tête astragalienne en relief, avec, en dedans d'elle, un iatus profond où le doigt explorateur pénètre et qui, en dedans en bas, est limité par la saillie du scaphoïde luxé.

A ce niveau, on peut y percevoir le tendon du jambier posté-eur contracturé en corde qui vient, dans la plante, s'amarrer au aphoïde ; on peut surtout repérer entre le pouce et l'index le aphoïde déplacé. Il est rare de pouvoir se rendre compte de la ésence des tendons qui passent en pont sur cet hiatus ouvert rectement en haut.

Le point capital dans cet examen du pied est de constater la *limitation des mouvements.* L'étude des mouvements *spontanés* dans l'interligne médio-tarsien montre que ces derniers sont souvent impossibles. En essayant d'en *provoquer*, on réveille immédiatement des phénomènes douloureux très marqués et l'on note que tout mouvement médio-tarsien est aboli. Cela permet en outre de se rendre compte que l'articulation tibio-tarsienne est indemne et que, dans ses articulations avec le calcanéum, l'astragale n'a pas souffert.

Il faut enfin pratiquer LA MENSURATION. La recherche au ruban métrique d'une malléole à l'autre renseigne sur l'intégrité de la mortaise tibio-péronière. La mensuration malléolo-calcanéenne faite comparativement permettra, par la similitude des résultats obtenus, de noter que le tarse postérieur est indemne. En mesurant enfin de la malléole tibiale (bord antérieur) à l'extrémité du gros orteil, on a un raccourcissement du pied, dû à sa torsion antérieure en dedans.

Quant à LA PROJECTION DE L'AXE DE LA JAMBE, normalement, on sait que cet axe, suivant le bord antérieur du tibia, passe par le deuxième métatarsien ou par l'espace qui le sépare du troisième : dans le cas de luxation plantaire, il est évident que cet axe tombe plus en dehors (troisième espace interdigital).

L'examen des signes physiques permet donc de localiser le traumatisme et les lésions qu'il engendre à la partie interne du médio-tarse. A ce moment, ces symptômes physiques sont d'autant plus faciles à étudier que les signes fonctionnels ont regressé en grande partie. La douleur, notamment, est beaucoup moins vive et tend à disparaître. Elle ne s'accuse que, dans les mouvements provoqués ou spontanément au repos, sous forme de crampes musculaires très courtes dans la région du mollet.

Nous avons étudié rapidement les signes d'une luxation plantaire. Ce que nous venons de dire s'applique dans le cas très rare d'une luxation dorsale ; il suffit de retourner les propositions pour arriver à faire un diagnostic.

Évolution et diagnostic.

Au point de vue de son évolution, la luxation astragalo-scaphoïdienne guérit sans incidents lorsque la réduction est précoce. Il ne faut, à ce point de vue, faire des réserves que dans les cas de communication avec l'extérieur par une plaie. Les blessés traités de bonne heure retrouvent très rapidement l'usage de leur membre et, après immobilisation de quinze jours dans une botte plâtrée, on peut commencer le massage et la marche. Après trois semaines de séjour à l'hôpital, notre malade sortait complétement rétabli et en état de reprendre son métier. Il ne présentait, à l'épreuve plantaire, qu'une légère diminution de l'empreinte du côté blessé, ayant pris l'habitude d'appuyer surtout du côté sain pendant sa convalescence.

Le résultat est donc excellent après réduction ; il n'est pas détestable lorsque la luxation n'est pas réduite. On voit alors un blessé qui, l'avant-pied versé en dedans, marche sur le bord externe du pied ; les douleurs ont disparu au repos et ne réapparaissent qu'aux premiers pas, au moment où, l'avant-pied portant sur le sol, il y a tendance au redressement de la voûte tarsienne. Pour cette raison la démarche est « talonnante » pendant quelques mois.

Si l'on examine tardivement ces blessés, on note qu'il existe une limitation très nette des mouvements médio-tarsiens ; leur recherche s'accompagne de craquements ; mais, peu à peu, à la néarthrose que nous montre l'anatomie pathologique répond, en clinique, une accoutumance des os luxés l'un sur l'autre. Cela explique pourquoi ces individus, ne souffrant plus, recommencent à marcher assez rapidement, et qu'en réalité, comme pour le blessé de Rais, « tout permet d'espérer qu'avant peu le résultat fonctionnel sera des plus satisfaisant ». Comme nous le verrons en étudiant le traitement, il faut cependant faire des réserves sur ces blessés qui, pendant des mois, semblent s'accommoder parfaitement de leur luxation et qui, tardivement, reviennent au chirurgien en mauvais état. Ici, comme dans toute luxation ancienne, l'impotence fonctionnelle reparaît et s'accroît vite : des douleurs et des phénomènes d'arthrite, surtout au pied, poussent tardivement à une intervention chirurgicale.

Nous serons brefs sur le DIAGNOSTIC de la luxation partielle médio-tarsienne. A plusieurs reprises, au cours de cette étude, nous avons insisté sur les signes qui permettent de la différencier des luxations de l'astragale ou sous-astragaliennes. Nous ferons remarquer simplement que le cliché radiographique permet aujourd'hui de déceler ces déplacements qui, par la clinique, peuvent passer inaperçus. Les rayons X traduisent la luxation du scaphoïde sur l'astragale, mais ont surtout le grand avantage de montrer que le scaphoïde a conservé ses rapports avec les cunéiformes et que calcanéum et astragale, de leur côté, sont intacts dans leurs connexions articulaires.

LUXATION COMPLÈTE

Au début, nous retrouvons ici comme dans la luxation partielle les mêmes symptômes subjectifs et objectifs. C'est d'abord la douleur immédiate qui, d'abord très vive (sensation du déchirement), s'atténue assez rapidement. C'est l'impotence fonctionnelle avec incapacité absolue de marcher. C'est enfin, au point de vue objectif, le gonflement extrêmement précoce avec ecchymoses, voire même apparition de phlyctènes. D'emblée aussi, la luxation peut être compliquée, non du fait de l'éclatement des tissus par la poussée osseuse, mais par plaie contuse au point d'application de la violence dans les déplacements de cause directe.

A. — **Luxation plantaire.**

Les symptômes objectifs importants peuvent être réunis en deux grands chapitres qui résument LA DÉFORMATION DU PIED.

Le pied est modifié dans sa forme.

Le pied est modifié dans ses axes.

1° MODIFICATIONS DANS SA FORME. — Un pied est modifié dans sa forme de deux façons : par la présence de saillies osseuses anormales et par déformation de sa cambrure plantaire.

α. *Déformation par saillies osseuses anormales.* — Visible et tangible, cette déformation saute aux yeux. La chute de l'antétarse dans la plante provoque sur le dos du pied la saillie des deux os de la première rangée du tarse. Le pied devient massif, globuleux. On voit et l'on sent, surtout en passant la main à plat sur le dos du pied, un ressaut qui marque le relief de la tête astragalienne. En avant d'elle, le doigt perçoit un creux anormal et il existe là une véritable marche d'escalier à descendre.

On peut aussi repérer aisément la surface articulaire de l'astragale, mais il est impossible de retrouver le contact calcanéen. Ainsi que Tixier et Viannay l'ont montré, on ne peut sentir l'extrémité cuboïdienne du calcanéum pour plusieurs raisons : la

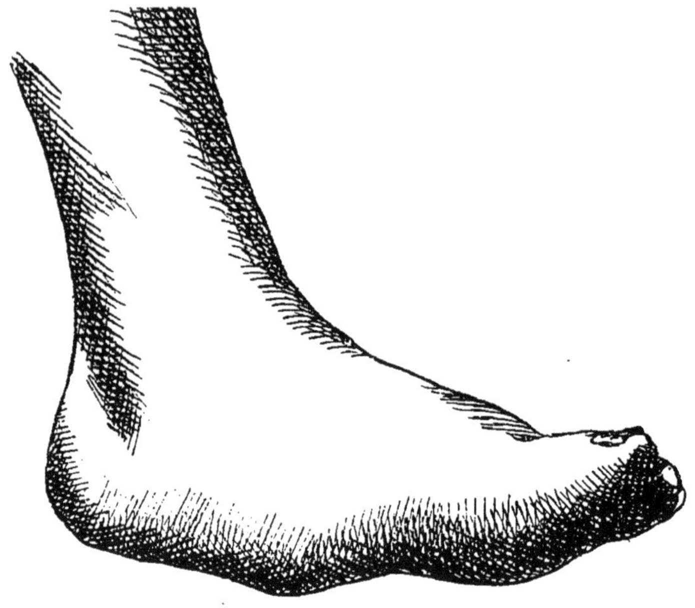

Fig. 19. — La convexité de la plante (observation personnelle, XII).

première est que cet os est en contre-bas, se trouvant sous-jacent et non juxtaposé à l'astragale. D'autre part, la surface articulaire de la grande apophyse, mesurée au compas d'épaisseur, est, dans le sens vertical, d'un centimètre plus petite que la surface articulaire de l'astragale. Enfin, pour M. Pollosson, le muscle pédieux interposé entre le doigt et la saillie calcanéenne vient encore masquer cette dernière et en atténuer le relief.

β. *Déformation de la courbure plantaire.* — L'antétarse, en se déplaçant en bas, vient effacer complètement la cambrure normale du pied. La voûte s'affaisse. Dans la plupart des cas la courbure plantaire s'efface ; parfois même elle est remplacée par une *voussure.* Il existe alors une face plantaire qui, de concave, est devenue convexe (fig. 19). En suivant avec le doigt la plante, on perçoit, en avant du calcanéum, la butée du tarse antérieur facile à reconnaître en dedans et en dehors par les saillies du scaphoïde et du cuboïde. En avançant avec la main, on constate que ce bloc luxé se continue en avant avec le plan des métatarsiens : en dehors

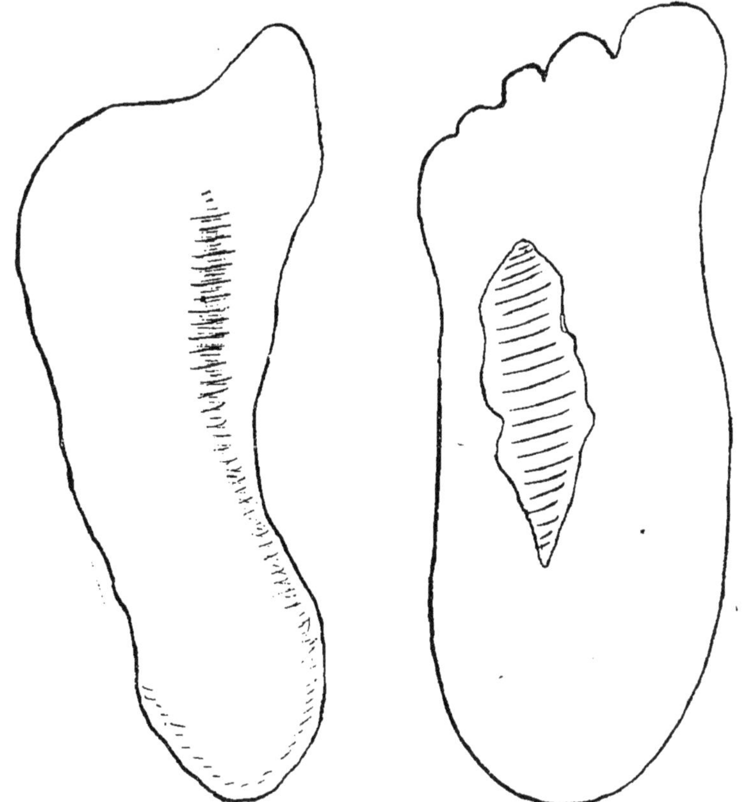

Fig. 20. — Affaissement simple de la voûte (Tixier et Viannay).

Fig. 21. — Convexité de la voûte (Durand et Destot).

c'est la saillie du cinquième métatarsien, en dedans ce sont les cunéiformes et le premier métatarsien (obs. IX).

Mais pour bien enregistrer et apprécier les modifications de la voûte plantaire, il faut en prendre la silhouette au crayon ou la reproduire par empreinte plantaire.

Au crayon, il suffira, sur le malade couché, de marquer le contour du pied renversé sur son bord interne. Ce procédé montrera la convexité anormale de la plante, surtout par comparaison avec le graphique du pied sain. On pourra encore utiliser l'appareil que

M. Destot, sous le nom de *cambruromètre*, a décrit dans la thèse de Gasse en 1900 et qui permet d'obtenir, en même temps, le degré d'affaissement de la plante et la cambrure du pied.

L'empreinte plantaire donnera de précieux renseignements. Dans l'affaissement simple de la voûte, c'est l'empreinte d'un pied plat; le pied repose entièrement sur le sol dans toute l'étendue de la plante, mais, fait caractéristique, ainsi que l'ont signalé Durand et Destot, l'empreinte des orteils n'existe pas. Cette suppression de l'empreinte des orteils est presque de règle et, avec Tixier et Viannay, on peut l'expliquer par ce fait qu'il existe un état d'extension permanente de ces orteils. Cette attitude est due au soulèvement et à la tension des muscles extenseurs par la saillie de l'astragale sur le dos du pied ; il faut, en plus, admettre que le sujet, pour ne pas réveiller ses douleurs, évite de poser sur le sol la pointe de son pied blessé (fig. 20). Dans certains cas de luxation très accusée, on ne trouve même plus sur l'empreinte la marque du talon, le tarse antérieur a seul inscrit son relief anormal sur le noir de fumée (fig. 21).

2° Modification dans ses axes.

α. *En longueur.* — C'est un raccourcissement du pied dans le sens antéro-postérieur. En rapport avec le chevauchement des deux rangées osseuses l'une sur l'autre, ce raccourcissement intéresse, d'une part, le *dos* du pied et, d'autre part, le pied dans sa *totalité*. Il est, en général, peu accentué et il faut une mensuration précise pour le déceler. Le plus considérable est celui qu'ont constaté Durand et Destot ; il était de 2 centimètres. En général il n'excède pas un centimètre (Tixier et Viannay, Lavonius) à un centimètre et demi (obs. personnelle). Il peut même être nul comme dans l'observation de Jeney.

β. *En direction.* — Les changements dans la direction de l'avant-pied sont intimement liés au sens *transversal* du déplacement. Étant donné qu'il n'existe pas d'observations de luxation transversale pure, et que tout déplacement plantaire s'accompagne de déplacement transversal (le plus souvent en dedans), il est de règle, dans tous ces cas de luxation, de trouver des modifications dans la direction du pied. C'est surtout une déformation sur son axe transversal. Abaissé et reporté latéralement, le pied est en *baïonnette* (fig. 22). Outre que l'avant-pied est dévié en varus ou en valgus suivant la translation en dedans ou en dehors, il existe, en plus, un *angle* créé par le changement de direction de l'avant-pied sur le tarse postérieur. Au lieu d'être dans l'axe de ce dernier, l'avant-pied forme un angle ouvert en dedans ou en dehors

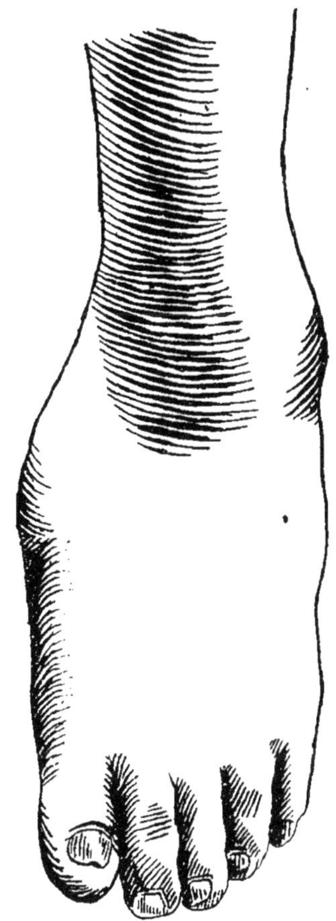

Fig. 22. — Deuxième observation personnelle (obs. XII).

suivant le déplacement latéral. Le bord interne du pied présente une courbure à concavité interne ou externe, le bord externe décrit une courbe semblable. Le sommet de ces courbes répond au scaphoïde en dedans, au cuboïde en dehors (Vanverts).

Parfois il s'y joint une autre déformation dans la direction suivant un axe antéro-postérieur. Le bord interne se surélève, le bord externe s'abaisse et le dos du pied regarde légèrement en dehors (obs. Führ, Thiem, Jeney, Vanverts, etc.).

A ces symptômes, tirés de la déformation du pied, il faut adjoindre d'autres signes objectifs moins importants.

C'est l'*extension permanente des orteils* dont nous avons déjà parlé. Elle est assez fréquente. Pourtant Jeney prétend avoir constaté, au contraire, une flexion permanente. Il explique ce symptôme discordant par la pression de l'antétarse dans la plante agissant sur les muscles fléchisseurs qu'elle repousse. Cette hypothèse suppose un déplacement bien considérable.

C'est la *surélévation des malléoles* signalée par Tixier et Viannay. La simple inspection d'un malade debout et joignant les talons permet de constater ce signe assez constant. Dans bien des cas, la vue est insuffisante. Il faut mensurer et se rendre compte, d'une part, que la distance des malléoles à la pointe du talon est identique pour les deux pieds et, d'autre part, qu'il existe une légère élévation (8 à 10 millimètres) des malléoles au-dessus du sol du côté atteint.

Durand et Destot, Führ, Vanverts ont enfin signalé l'*élargissement transversal* plus ou moins accentué du tarse juste au-devant des malléoles, tandis que le pied est de dimensions normales au niveau du talon.

Il faut terminer l'examen par l'*étude des mouvements spontanés et provoqués*. Pour les mouvements spontanés, l'impotence fonctionnelle est considérable, les mouvements d'abduction et de rotation sont abolis. Quant aux mouvements d'extension et de flexion du pied sur la jambe, ils sont peu ou pas touchés (Morestin, obs. XIV ; obs. pers.); on les a signalés douloureux et, pour cette raison, très limités.

Si l'on tente la recherche des mouvements en mobilisant les articulations, on ne perçoit aucun craquement, mais le pied devient douloureux, puis rigide par contracture musculaire. L'extension et la flexion sont les seuls mouvements qui persistent ; mais ils ne sont pas tout à fait normaux. Tous ceux qui se passent dans la médio-tarsienne ou la sous-astragalienne sont supprimés.

B. — **Luxation dorsale.**

Dans ce cas, la déformation du pied est inversée ; les saillies osseuses anormales sont l'antétarse, que l'on perçoit facilement à la palpation sur le dos du pied. Il suffit pour cela de glisser la main en remontant des orteils vers l'articulation tibio-tarsienne pour enregistrer le ressaut caractéristique : il existe là un creux qui remplace le plan incliné normal astragalo-scaphoïdien.

La déformation est ici beaucoup plus considérable que dans le cas de luxation plantaire, car l'épaisseur des parties molles est infiniment moins importante qu'au niveau de la voûte. Il s'ensuit aussi que la plante du pied est peu modifiée et la palpation y est négative. En prenant au crayon la silhouette de cette voûte, on constate qu'elle est exagérée, car il se produit un certain degré de *flexion* plantaire (Madelung).

Quant aux modifications dans l'axe du pied, la mensuration montre qu'il existe un *raccourcissement* notable du pied blessé et que, par rapport à la direction du pied sain, l'antétarse est en supination et en adduction.

Déplacement transversal.

Suivant le degré de translation *en dehors* ou *en dedans* d'une luxation plantaire ou dorsale, on percevra des saillies osseuses anormales intéressant l'un ou l'autre bord du pied et permettant de fixer le sens et l'étendue du déplacement. Il suffira d'embrasser le pied avec la main, un doigt sur le tubercule du scaphoïde, un autre sur la saillie de la base du cinquième métatarsien.

La *translation en dedans* montre sur le bord interne une saillie très accusée répondant au scaphoïde. En dehors, le long du bord externe, il existe un angle à l'union du tarse et du métatarse. Donc : saillie angulaire en dedans et coudure angulaire en dehors (Morestin). On peut se rendre compte facilement du déplacement transversal par le relief du scaphoïde en dedans [un centimètre et demi (Morestin)] ou, mieux, par la mensuration de la pointe de la malléole tibiale au tubercule scaphoïdien.

La *translation en dehors* est des plus rare. Vanverts et Paucot parlent de la déformation sur le bord externe du pied. En arrière de la saillie normale formée par l'extrémité postérieure du cinquième métatarsien, on trouve l'éminence osseuse plus volumineuse du cuboïde. Au delà d'elle, le doigt tombe dans un creux plus ou moins accusé suivant l'étendue du déplacement.

Le long du bord interne, on sent difficilement le relief du scaphoïde.

A la mensuration, la distance qui sépare le tubercule du cinquième métatarsien de la malléole externe est plus grande que du côté sain (5 millimètres dans l'observation de Lavonius).

Évolution et diagnostic.

Nous n'étudierons ici que l'avenir des luxations complètes laissées à elles-mêmes. Celles qui ont nécessité une réduction immédiate ou tardive par réduction sanglante ou non seront passées en revue au sujet des résultats fonctionnels, lorsque nous parlerons de traitement.

Non réduite, la luxation complète s'atténue rapidement dans ses symptômes. Peu à peu, grâce au repos forcé qu'impose l'impotence fonctionnelle, les douleurs diminuent, puis disparaissent complètement. Un mois environ après le traumatisme, le blessé commence à béquiller; puis, grâce à un retour de la fonction, il pose le pied sur le sol et commence à s'en servir. Dans les cas favorables, il se fait une accoutumance dans la marche et le sujet peut être considéré fonctionnellement comme guéri. Le pied est déformé, dévié et raccourci; il prend contact avec le sol par son bord externe, est en varus, mais redevient utile quand même pour la marche et supporte bien le poids du corps. Il persiste surtout une abolition des mouvements de rotation du pied.

Cependant, même dans ces cas de résultat fonctionnel favorable et définitif, il faut, avec Tixier et Viannay, signaler ce fait qu'il persiste toujours une variété d'impotence spéciale. Tous ces blessés (obs. de Destot, Tixier et Viannay, personnelle,... etc.) ne peuvent, sans souffrir, appuyer sur leur avant-pied et y porter le poids du corps dans la marche. « Le nôtre, observé trois mois après l'accident, pour éviter d'appuyer pendant la marche la pointe du pied malade sur le sol, plaçait ce pied en équerre et boitait légèrement. Il accusait, en outre, pendant la marche, une sensation de compression des parties molles de la plante entre la tête du cinquième métatarsien et le sol (1). »

(1) Tixier et Viannay, *loc. cit.*, p. 857.

Une autre éventualité est à envisager. Le blessé semble guéri et a repris son travail, mais, après une période de résultat fonctionnel satisfaisant, peu à peu, sous l'influence de la fatigue, de marches prolongées ou de station debout excessive, les douleurs réapparaissent. Ici comme dans la luxation partielle, les blessés redeviennent *infirmes*. Les observations de Thiem, Morestin, de Lavonius, la nôtre, etc , rapportent l'histoire de sujets qui reviennent au chirurgien longtemps après le traumatisme, parce qu'ils ne peuvent plus, de nouveau, se servir de leur pied. Cette impotence fonctionnelle tardive est le résultat de multiples entorses et de phénomènes d'arthrite qui rendent, de jour en jour, la marche de plus en plus difficile et le port du soulier intolérable. En règle ordinaire, les massages et les chaussures orthopédiques essayées n'ont donné que des déboires.

Le *diagnostic* d'une luxation médio-tarsienne totale ne s'impose pas, comme le disait J.-L. Petit. Il est, au contraire, extrêmement délicat à établir. Nous examinerons brièvement la question en nous appuyant, pour éliminer les différents traumatismes de la région, d'une part sur la clinique, d'autre part sur les renseignements précieux que fournit la radiographie. Autrefois le diagnostic s'étayait uniquement par la critique des symptômes ; aujourd'hui les rayons X facilitent la tâche. Pourtant c'est une erreur que de tabler seulement sur la lecture d'une radiographie pour éclairer son diagnostic. En effet, l'interprétation d'un cliché radiographique est une chose extrêmement délicate surtout dans les traumatismes du pied; il faut une grande habitude pour lire et détailler une épreuve et ils sont rares ceux qui peuvent, grâce à une longue expérience, formuler des conclusions catégoriques sans avoir étudié cliniquement le blessé. Associons donc symptomatologie et radiographie afin d'identifier les traumatismes de la région du cou-de-pied.

Pour ce faire, il nous suffit de reprendre un à un les signes cardinaux de la luxation médio-tarsienne pour grouper autour de chacun d'eux les causes d'erreur.

1° Le raccourcissement du pied.

Dans la luxation de Chopart totale, le raccourcissement intéresse le dos du pied, d'une part, la totalité du pied, d'autre part.

Quelles sont les lésions traumatiques de la région qui peuvent donner le change?

α. C'est la *luxation sous-astragalienne du pied en arrière* qui, outre l'extension pure du pied, s'accompagne de raccourcissement de l'avant-pied. Il sera facile de faire le diagnostic en constatant qu'il n'existe aucune modification dans la direction de l'avant-pied. Pas de torsion de celui-ci. En plus, on note la saillie exagérée du talon, et le tendon d'Achille, bridé par la sangle de Gerdy, dessine sous la peau, pour atteindre son insertion inférieure déplacée, une courbe à concavité postéro-supérieure des plus nette. La radiographie montre le *recul du pied sous l'astragale*, car on lit sur l'épreuve la position du col de l'astragale sur le bord supérieur du scaphoïde, tandis que son extrémité postérieure est plus ou moins calée sur la facette postérieure du calcanéum.

β. Dans la *fracture de Dupuytren*, un des principaux symptômes est constitué par le raccourcissement du dos du pied, mais la symptomatologie de cette fracture est si riche qu'elle ne peut prêter à confusion. La constatation du diastasis tibio-péronier, la recherche des traits de fracture, l'attitude du pied par rapport à la jambe, enfin le ballottement astragalien, etc., suffisent pour identifier le traumatisme. La radiographie entraîne la conviction en cas de fracture douteuse.

γ. La *luxation tarso-métatarsienne* raccourcit aussi le pied. Il suffira de localiser, par l'examen physique, les lésions au niveau de l'interligne de Lisfranc. Il n'existe aucun symptôme tarsien : on note des saillies anormales faciles à repérer par la recherche en dehors de la saillie de la base du cinquième métatarsien, en dedans par le relief scaphoïdien. A jour frisant, on constatera le bourrelet d'œdème parallèle à l'interligne lésé (Quénu et Kuss) (1).

2. Déformation du pied par saillies osseuses anormales.

On doit ici éliminer les autres luxations ou fractures des os du tarse.

α. Du côté du tarse postérieur : c'est, avant tout, la *luxation de l'astragale en avant*; mais, dans ce cas, outre qu'il n'existe pas de raccourcissement du pied, on observe, comme signes physiques et fonctionnels, un ensemble de symptômes tibio-tarsiens très accusés.

(1) Quénu et Kuss, *loc. cit*,. p. 776.

C'est la *luxation sous-astragalienne du pied en arrière*, car on note la saillie anormale de l'astragale sur le dos du pied entre le jambier antérieur et l'extenseur commun. Nous avons plus haut énuméré les signes différentiels qui permettent de distinguer cliniquement cette luxation du pied d'un déplacement en masse dans l'interligne de Chopart.

Les *fractures des os du tarse postérieur* trouvent leur place dans ce chapitre et méritent une mention. Nous avons ici en vue l'astragale, car, pour cet os, la confusion peut exister en cas de fracture du col avec trait passant en avant de la haie interosseuse. Le relief anormal constaté sur le dos du pied est celui de la tête astragalienne détachée, libre, et venant se luxer en avant. Les signes de fracture, les renseignements radiographiques indiqueront la lésion.

β. Du côté du tarse antérieur : nous avons déjà suffisamment insisté sur la *luxation double du scaphoïde*, sur l'*énucléation de cet os* pour nous étendre longuement sur leur diagnostic différentiel avec la dislocation médio-tarsienne. Le pied, dans ces cas, n'est pas raccourci, la voûte plantaire n'est pas intéressée. Palpable, visible aux rayons X, le déplacement du scaphoïde ne passe pas inaperçu, car, outre son relief anormal, on sent la dépression qui marque la place que normalement cet os doit occuper.

3° C'EST L'AFFAISSEMENT DE LA VOUTE.

On le rencontre, comme signe très important, dans la luxation médio-tarsienne ; mais on le retrouve dans beaucoup d'affections traumatiques ou autres de la région. Nous ne nous intéresserons ici qu'aux pieds plats consécutifs à un traumatisme, les autres ne pouvant, par leur étiologie même, prêter à confusion. Après un traumatisme, l'affaissement de la voûte peut être *immédiat* ou au contraire apparaître *tardivement*.

α. Le *pied plat traumatique immédiat* est, en dehors de la luxation de Chopart, le fait important des *fractures par écrasement du calcanéum*. Admettons un astragale qui, sous l'impulsion d'un traumatisme, vient, en se luxant, s'enfoncer dans son calcanéum. Il va tendre à broyer le pilier principal de la voûte et l'on aura une fracture antérieure du calcanéum avec luxation de l'astragale dans la plante. Dans ces conditions, le scaphoïde et le cuboïde semblent s'être luxés en haut alors qu'en réalité il s'agit d'un écrasement calcanéen avec luxation et bascule de l'astragale. Ce sont là des cas très malaisés à reconnaître. Il faudra, pour y parvenir, constater l'élargissement du talon, et surtout, par la mensuration, se rendre compte que, du côté blessé, la distance malléolo-calcanéenne est diminuée par rapport au côté sain. La radiographie de profil sera d'un grand secours.

β. Le *pied plat traumatique secondaire* se rencontre surtout comme complication tardive et éloignée des fractures de Dupuytren. Sans préjuger de son mécanisme, nous savons qu'il se produit des déviations éloignées du pied au moment où le convalescent recommence à se servir de son membre traumatisé. Il existe véritablement, dans ces cas, un affaissement plantaire par bascule de l'astragale.

La différenciation avec la luxation médio-tarsienne vraie et non réduite se fera d'après les reliquats de la fracture de Dupuytren, le diastasis de la mortaise et le contrôle radiographique.

TRAITEMENT

La question du traitement des luxations du médio-tarse reste à fixer. Au point de vue thérapeutique, les observations de ces dix dernières années et les tentatives chirurgicales qu'elles rapportent ont largement contribué, grâce à la sincérité des résultats consignés, à nous éclairer sur la conduite à suivre. D'autre part, à la suite de la communication du professeur Pollosson, la Société médicale de Lyon, en 1900, s'est occupée de la question. Nous aurons donc à examiner ce qu'il faut faire en présence d'un déplacement partiel ou total, récent ou ancien dans l'interligne de Chopart.

Réduire une luxation comporte, quel que soit son siège, deux problèmes importants : le premier est de rétablir *la forme* du membre par des tentatives sanglantes ou non. Indispensable, cette réduction consistera, comme J.-L. Petit l'avait le premier bien montré, à faire suivre à l'extrémité osseuse luxée le chemin inverse de celui qu'elle a parcouru pour quitter le contact articulaire. A ce problème élémentaire et bien connu intéressant la forme du membre, vient s'ajouter celui qui tend à rétablir la *fonction*. Le second point ne le cède en rien comme importance au premier ; ils se complètent l'un l'autre, faisant de la réduction d'une luxation un acte chirurgical, minutieux et plus difficile qu'on ne le croit.

Réduction immédiate des luxations médio-tarsiennes. — Quelle que soit la luxation et qu'il s'agisse d'un déplacement partiel ou total du tarse antérieur, on doit, si le cas est *récent*, tenter la réduction manuelle des extrémités luxées.

Pour les luxations qui nous occupent, cette réduction sera particulièrement difficile, et nous devons insister sur deux grands symptômes qui régissent l'intervention du chirurgien :

1° C'est le gonflement considérable et extrêmement précoce que consignent tous les auteurs, et qui demande une *réduction immédiate* de la luxation. Perdre du temps dans ce cas est une faute, car nous savons qu'il s'agit toujours d'un œdème très marqué, s'installant rapidement, gagnant en quelques heures tout le pied et la partie inférieure de la jambe. Cet œdème, masquant les lésions, rend toute intervention impossible parce qu'aveugle, et l'on en est réduit à attendre les six et huit jours qu'il demande pour régresser. Il est alors trop tard pour intervenir d'une façon efficace, car les adhérences fibreuses et les rétractions musculaires ont apparu et s'opposent à la mise en place des parties luxées. Le chirurgien doit donc tenter de *réduire immédiatement* après l'accident, sans même attendre le contrôle radiographique.

2° C'est la douleur qui, vu son acuité, demande une réduction *sous anesthésie*. Ces luxations, entraînant une impotence immédiate, se signalent, nous l'avons vu, par l'intensité des phénomènes douloureux. Les lésions graves de la synoviale dilacérée, les délabrements capsulaires entraînent non seulement l'irritation, mais encore l'arrachement des nombreux nerfs qui se terminent dans la synoviale et la capsule par leurs corpuscules de Pacini : la contracture musculaire, réflexe douloureux, est donc ici particulièrement marquée (1).

Tenter de réduire sans anesthésie est inutile ; nous ne sommes plus au temps où les anciens chirurgiens préconisaient l'épuisement du blessé comme une des meilleures méthodes de réduction des luxations : c'était l'époque des luxations *irréductibles* parce que douloureuses, des luxations *récidivantes* par la brutalité des tentatives de réduction. Dans l'observation de Boyer (obs. V) nous lisons que cet auteur, « en désespoir de cause, laissa son malade infirme », et nous ne connaissons plus aujourd'hui ces luttes entre le chirurgien et son blessé, où le plus musclé des deux l'emportait. L'apparition des anesthésiques a ruiné ces procédés d'un autre âge et nous avons à notre disposition deux méthodes pour combattre la douleur.

L'*anesthésie générale*, qu'il s'agisse de chloroforme, d'éther, de bromure d'éthyle ou mieux encore de kélène, répond bien aux conditions requises : résolution musculaire et mobilisation des extrémités luxées. Elle fut, pour cela, admise sans réserves et les

(1) Hippocrate insistait déjà dans son *De Articulis* sur la difficulté des réductions dans les luxations du pied : « Si vous cherchez à réduire le pied, votre malade aura infailliblement la gangrène jusque la cuisse. »

avantages qu'elle donnait ont pu, pendant longtemps, faire oublier ses nombreux inconvénients. L'anesthésie générale est toujours chose sérieuse, particulièrement dans les réductions de luxations, et Gosselin (1) en 1868 avait déjà attiré l'attention sur les aléas d'une méthode qui, faute de mieux, resta classique jusqu'à ces derniers temps.

L'*anesthésie locale* par la cocaïne en injection intra et périarticulaire date de deux ans, et c'est notre maître le Pr Quénu qui, le premier en France, la fit connaître et l'appliqua systématiquement. C'est la méthode des succès faciles par sa rapidité d'exécution, sa bénignité et surtout les résultats remarquables qu'elle produit.

La stérilisation de la région sera obtenue par l'application d'une couche de teinture d'iode (méthode de Grossich) avec ou sans décapage préalable de la peau par l'éther.

Prendre une seringue de Pravaz contenant un centimètre cube d'une solution stérile et fraîche de cocaïne, stovaïne ou novocaïne à titre faible (1 pour 200). Repérer du doigt l'interligne articulaire, d'autant plus facilement décelable que la tête de l'astragale fait saillie, et introduire dans la synoviale articulaire un ou plusieurs centimètres cubes de la solution, suivant l'étendue du déplacement.

Il semble inutile, au niveau du médio-tarse, de faire d'emblée des injections perdues périarticulaires; elles ne seront faites qu'en cas d'insuccès. Au bout de quelques minutes, on constatera que, ici comme dans tout autre déplacement articulaire, la contracture est devenue d'une docilité remarquable permettant des manœuvres de réduction lentes et réglées.

En résumé, dans les cas récents, la réduction d'une luxation médio-tarsienne ne semble possible qu'à deux conditions :

1° Elle doit être *immédiate*;

2° Elle doit être faite *sous anesthésie générale ou locale*.

Étudions maintenant la conduite à tenir suivant les cas.

I. — Luxation partielle.

a. Le déplacement articulaire est récent. — Il faut donc tenter,

(1) Gosselin, *Union médicale*, 1868, p. 682.

sous anesthésie générale ou locale, la réduction immédiate. Les tentatives seront faites doucement en se rappelant que les manœuvres de force se paient en dégâts articulaires. Étant donné une luxation du scaphoïde dans la plante, cas presque constant, il faudra amener le pied luxé au bord du lit. Le chirurgien empaumera de la main gauche le talon et le cou-de-pied puis, de sa main droite, il saisira solidement l'avant-pied en appuyant du pouce sur la saillie plantaire de la tubérosité scaphoïdienne s'il s'agit du pied gauche, de l'index s'il s'agit du pied droit. Portant alors le pied en flexion sur la jambe pour relâcher les muscles et tendons, l'opérateur exercera une traction progressive sur l'avant-pied en la combinant à un mouvement de torsion dans l'interligne de Chopart en sens inverse de celui qui a produit la luxation (de dedans en dehors dans les luxations plantaires.)

Cette méthode rationnelle de réduction doit être efficace et la détorsion de l'antétarse doit se traduire par un retour de la forme normale du pied. Si on l'obtient, il sera prudent d'immobiliser le membre luxé dans une légère botte plâtrée pendant dix à douze jours. Les bains chauds, le massage et la mobilisation prudente de l'article rendront ensuite au médio-tarse son fonctionnement normal.

Échecs de la réduction. — Il est regrettable que nous ne puissions apporter ici des résultats à l'appui d'une méthode aussi simple. Cela tient au petit nombre des observations que nous possédons jusqu'à ce jour et, même en admettant que dans l'avenir de nouveaux faits cliniques s'ajoutent aux nôtres, il est infiniment probable que la réduction immédiate trouve son application.

Dans nos observations, nous avons relevé 3 cas où l'on note une réduction très facile de la luxation ; ce sont : la deuxième observation de Roux, celle d'Adams, et enfin le cas de Führ. Dans sa première observation, Roux signale un quatrième exemple de réduction, mais on ne peut dire qu'elle fut facile puisqu'elle ne se produisit que sous l'effort de trois chirurgiens avec « tentatives de toutes sortes ».

Morian et Pieper (obs. IX et XIII) notent bien qu'ils obtinrent une réduction immédiate, mais la luxation se reproduisit. Trois autres observations (Boyer, Rais, personnelle) insistent sur l'irréductibilité absolue d'emblée.

En réalité donc, dans la pratique, en présence d'une luxation astragalo-scaphoïdienne, le chirurgien aura la main forcée et pratiquera une intervention sanglante pour plusieurs raisons :

La première, et la plus importante, est bien cette *irréductibilité d'emblée*. Elle semble assez constante dans ces déplacements du scaphoïde sur l'astragale. L'anatomie pathologique, en nous montrant certaines transpositions des tendons extenseurs en dedans de la tête astragalienne, nous explique la raison des échecs de réduction. Nous savons qu'il s'agit le plus souvent de l'extenseur propre du gros orteil et du jambier antérieur qui, enjambant l'astragale, viennent barrer la route en passant en pont au-dessus de l'hiatus astragalo-scaphoïdien.

Desprès, en 1874, à propos du cas de Fredet, insista sur l'irréductibilité considérable de ces luxations; il en trouve la raison dans l'interposition des tendons extenseurs entre les surfaces articulaires: « La réduction, même sur le cadavre, est absolument impraticable. »

La seconde raison qui décidera l'intervention sanglante immédiate sera la *complication* de la luxation. Dans notre cas, l'éclatement de la peau en dehors, avec une hémorragie veineuse abondante, nous a forcé de débrider largement pour procéder au nettoyage du foyer et pratiquer l'hémostase.

Enfin il faut bien dire que dans certains cas l'intervention sanglante tiendra à une erreur de diagnostic. Sans la radiographie, et vu la saillie de la tête astragalienne sous les téguments, on pourra penser à une luxation en avant de l'astragale. On est excusable de ne pas penser à une luxation dans la partie interne de l'interligne de Chopart et, dans notre observation, nous fûmes heureux d'avoir une luxation compliquée, car nous y trouvons une excuse à notre acte chirurgical. Nous comptions, en effet, pratiquer une décapitation de l'astragale pour luxation de cet os en avant, et ce fut une surprise de trouver un simple déplacement articulaire astragalo-scaphoïdien.

b. Le déplacement articulaire est ancien. — Dans le cas où le blessé vient tardivement, à partir du dixième ou douzième jour après l'accident, les lésions sont *définitives* et il faut toujours pratiquer une opération sanglante.

L'intervention consistera dans la libération au bistouri des adhérences nouvellement formées. Si la mise au contact des os luxés est impossible, il faudra procéder à l'extirpation du corps du délit : le scaphoïde. C'est son ablation qui sera nécessaire, et nous comprenons mal que l'on ait songé à faire sauter la tête d'un astragale qui est en place dans la mortaise tibio-tarsienne, correcement en rapport avec le calcanéum.

La résection du scaphoïde, faite pour la première fois en 1843 par Schrauth (1) et Paul, donne d'ailleurs d'excellents résultats. On pratiquera sur l'os luxé une incision curviligne, presque un V, dont l'une des branches suit le bord interne du pied. L'ablation de l'os est facile, mais il faut se méfier de deux écueils : d'une part, le tendon du jambier antérieur que l'on peut sectionner, et d'autre part, en dedans, l'artère plantaire interne et ses branches qui, répondant à la face inférieure du scaphoïde, en dehors de son tubercule inféro-interne, risquent d'être lésées, provoquant secondairement des hémorragies graves.

Quel est donc le *résultat fonctionnel* d'une luxation astragalo-scaphoïdienne ?

En cas de réduction immédiate, il est parfait et les observations sont unanimes à ce sujet. Notre blessé quitte l'hôpital complètement guéri avec une voûte plantaire normale, ainsi que ses empreintes en témoignent.

Lorsqu'il s'agit de réduction sanglante, le résultat fonctionnel est aussi satisfaisant que possible et l'affaissement intense de la voûte n'empêche pas le blessé de se servir de son pied. La marche entraîne cependant assez rapidement de la fatigue et de la contracture musculaire, preuve d'une résistance fonctionnelle amoindrie.

Enfin il se présente des cas où le blessé n'a pas été soigné ou chez lequel la réduction manuelle a conduit à un échec : la luxation persiste donc et, ici encore, il est heureux de constater qu'au point de vue fonctionnel, le résultat n'est pas mauvais. Le malade de Rais (obs. XIV) non réduit ne fut pas opéré, sur les conseils du Pr Kirmisson. La marche devint rapidement possible et « le résultat fonctionnel fut des plus satisfaisants ». Il faut pourtant faire des réserves à ce sujet, car, après plusieurs mois, ce sont des blessés

(1) Schrauth, *Bayer Medic. Correspondant*, 1843, n° 19.

qui peuvent revenir à l'hôpital réclamer une intervention. Comme pour d'autres luxations non traitées, la fonction, d'abord à peu près correcte, devient de plus en plus défectueuse, il s'installe des douleurs ; des phénomènes d'arthrite peuvent se développer dans les petites articulations voisines, troublées dans leur fonctionnement physiologique normal.

II. — **Luxation médio-tarsienne totale.**

Ce que nous venons d'énoncer, au sujet du traitement de la luxation partielle, nous permettra d'être bref sur la luxation médio-tarsienne totale. Nous ne ferons qu'envisager les points spéciaux suivant chacune des deux variétés de luxation.

A. Luxation plantaire.

1. *Le déplacement articulaire est récent.* — C'est encore ici la tentative de réduction manuelle sous anesthésie, mais dans ce cas, plus encore que dans la luxation partielle, on court à un échec. Tous les auteurs sont unanimes à ce sujet.

On tentera la réduction de la façon suivante : Anesthésie locale de préférence. Les manœuvres à faire ont été bien fixées par Vanverts. Le pied au bord du lit ou de la table, « on fera exécuter quelques mouvements de circumduction destinés à rompre les adhérences. On exerce ensuite une forte traction d'arrière en avant (c'est-à-dire de bas en haut puisque la jambe repose par sa face postérieure sur la table) sur l'avant-pied en y joignant un mouvement de flexion. On s'efforce en outre de la porter en sens inverse de la déviation latérale si celle-ci existe. La main gauche peut aider la manœuvre en exerçant, du bout des doigts, une pression d'arrière en avant sur le scaphoïde et sur le cuboïde.

A cette manœuvre de réduction par flexion du pied, on peut opposer la méthode de réduction par extension forcée proposée par Führ. Cet auteur, frappé par la difficulté de la réduction, l'explique par des considérations anatomiques sur les grands et les petits pieds. Alors que, dans le grand pied, col astragalien et grande apophyse du calcanéum sont sur un même plan transversal, dans les petits pieds au contraire l'extrémité articulaire du calcanéum est en contre-bas ; ce retrait calcanéen explique l'obstacle osseux que l'on rencontre dans les mouvements de latéralité :

c'est le col de l'astragale. Pour Führ, c'est l'*extension forcée* qui devra être employée afin de dégager le scaphoïde par bâillement de l'interligne. Un aide appuiera fortement sur le col de l'astragale, tandis que l'opérateur tentera le second mouvement de réduction, l'abduction forcée.

Quoi qu'il en soit, ces manœuvres n'aboutissent à un résultat que dans les premiers jours qui suivent l'accident. Le seul résultat heureux, sur plus de dix observations, est celui de Vanverts qui, après de grandes difficultés, obtint une réduction sous anesthésie générale. En effet, ici encore, l'irréductibilité est très précoce, et c'est un fait important à connaître afin de ne pas prolonger inutilement les manœuvres violentes de réduction. J.-L. Petit, dans son observation princeps, avait déjà cherché les causes de cette irréductibilité rapide, et il en donnait pour raison que « les mains ont peu de prise ». Il faut surtout admettre qu'à côté des adhérences et des rétractions tendineuses promptes à s'installer, l'irréductibilité si précoce doit venir d'un obstacle osseux à la réduction. Führ a eu raison d'appeler l'attention sur ce point, et il est certain que l'apophyse pyramidale du cuboïde qui prolonge normalement la face plantaire sous le calcanéum viendra s'engager et s'accrocher sous le plan transversal de la tête astragalienne et de la grande apophyse du calcanéum.

L'obstacle sera donc toujours cuboïdien ; nous l'avons constaté en opérant notre malade (obs. XI), car, l'interligne largement ouvert et le scaphoïde enlevé, on sentait en dehors le cuboïde accroché sous le calcanéum par suite du transport en dedans en même temps que plantaire de l'antétarse. L'obstacle osseux, dans certains cas, sera constitué encore par la tête de l'astragale dont la surface articulaire scaphoïdienne regardant en avant et en haut pointe à la peau.

2. *Le déplacement articulaire est ancien.* — Si le cas n'est pas récent, tout effort de réduction est peine perdue. Nous ne parlons pas ici de mois, mais bien de jours, et la déformation est définitive environ dix à douze jours après le traumatisme ; à ce moment, on peut la considérer comme ancienne.

La question qui se pose donc est celle de l'opportunité opératoire. La plupart des malades que les anciens auteurs ont traités n'ont pas eu de tentative de réduction et les observations consignent que, malgré cette abstention, les blessés pouvaient se servir convenablement de leur membre au bout d'un mois. La chirurgie moderne a-t-elle fait quelque chose pour ces luxations du médio-tarse ? On peut répondre presque par la négative. D'abord doit-on opérer (1) ?

A la suite de la communication du professeur Pollosson, une discussion s'éleva à la Société de chirurgie de Lyon et la conclusion de l'assemblée ne fut pas en faveur de l'intervention. Étant donné, d'une part, que les phénomènes fonctionnels s'amendent rapidement ; que, d'autre part, la douleur disparaît assez vite, il faut plutôt s'abstenir, et ce fut aussi l'avis de Durand et Destot. Le traitement, pour ces auteurs, relève du massage, des frictions excitantes, des douches locales,... etc., après immobilisation pendant quelques jours pour calmer les douleurs et faire disparaître le gonflement.

On doit aujourd'hui s'en tenir presque aux conclusions de 1900, et cela, peut-être un peu parce que les signes fonctionnels s'atténuent à la longue (ce qui est sujet à discussion), mais bien souvent parce que l'intervention chirurgicale la plus rationnelle ne donne que de très médiocres résultats. Notre blessé en fut un exemple. Il nous apprend d'abord que, un an après sa luxation, l'impotence fonctionnelle et les douleurs avaient reparu; la marche, depuis quelques mois, était impossible. Nous l'avons opéré et voici la conduite opératoire qui fut suivie :

Incision analogue à celle de Phelps pour le pied bot varus avec dissection des plans sous-jacents. Le pied étant calé sur le coussin de sable par son bord interne, nous pratiquâmes une large tarsectomie antérieure au ciseau. Malgré l'étendue du coin osseux réséqué qui comprenait toute la largeur de l'antétarse, il nous fut impossible de modifier la situation de l'avant-pied effondré dans

(1) C'est à dessein que nous omettrons de parler ici des vieux procédés de réduction des luxations anciennes du médio-tarse. Les anciens les traitaient jusqu'en 1840 comme le pied bot varus équin congénital. C'était alors l'application de ces *boites* qu'a immortalisées Flaubert dans *Madame Bovary* et dont on retrouve la description et de nombreux croquis dans Rognetta. La « boite à pied bot » réalisait le type de l'instrument de torture ; c'était une ostéoclasie brutale et aveugle, rarement exempte de complications souvent mortelles. Ces machines, dont la moins mauvaise était celle de Scarpa, n'avaient d'ailleurs d'action que dans les cas de luxations incomplètes.

la plante. La résistance semblait surtout très marquée en dehors malgré l'ablation du cuboïde. L'application d'un appareil plâtré et les tentatives de force pour redresser la difformité restèrent sans résultat, et l'intervention fut presque complètement inutile. On comprend d'ailleurs, surtout dans notre cas où il existait une luxation du métatarse concomitante, que la disposition du scaphoïde et du cuboïde ne pouvait avoir d'influence sur la direction de l'avant-pied. Pourquoi, après résection de l'antétarse, l'avant-pied se serait-il élevé pour prendre le contact astragalo-calcanéen et rétablir ainsi la concavité plantaire ?

Il semble ici, comme dans la cure du pied bot varus équin chez l'adulte, que les interventions sanglantes, pour être efficaces, doivent être très larges. Il faut « enlever tout pour remettre le reste en place ».

Nous nous en sommes tenus à la *tarsectomie antérieure* que Durand, le premier, avait conseillée dans ce cas, et il ne nous serait jamais venu à l'esprit de tenter une intervention sur le tarse postérieur. En effet, si l'on n'a rien à attendre d'une opération séduisante en théorie, que doit-on penser de ces tentatives qui s'attaquent au calcanéum et à l'astragale ? La résection de la tête astragalienne et de la grande apophyse du calcanéum, que conseillent Tixier et Viannay et dont parle Vanverts, est inadmissible. L'opération n'a jamais été faite et c'est heureux, car c'est un non-sens que de raccourcir un postéro-tarse innocent alors que l'ostéotomie et la résection des coupables n'entraînent souvent que des mécomptes.

Donc, la tarsectomie antérieure totale est une mauvaise opération dans le cas de luxation plantaire qui n'a pas été réduite immédiatement. Nous devons faire remarquer cependant que, si le cas n'est pas très ancien, on peut essayer non pas d'enlever tout l'antétarse, mais de reconstituer la voûte en conservant l'os important : le cuboïde.

La *tarsectomie antérieure partielle* est, si elle est exécutable, une excellente opération, car elle se limite à l'ablation du scaphoïde et à la réduction de la luxation calcanéo-cuboïdienne. Le pied reprend sa forme, sa cambrure et les résultats fonctionnels grâce au cuboïde sont très bons. M. Morestin a pu pratiquer une tarsectomie antérieure partielle chez son blessé et obtint un très brillant résultat. Voici sa technique :

Incision longitudinale sur le bord interne du pied pour enlever le scaphoïde. Incision dorsale oblique d'arrière en avant et de dehors en dedans pour remettre le cuboïde en place. Si l'on arrive à ce double résultat, l'opération sera en tout point parfaite, puisqu'elle conserve l'os important dans la statique du pied : le cuboïde. Malheureusement cette technique trouvera rarement son application, car souvent les cas sont trop anciens; on ne peut arriver à décrocher le cuboïde du calcanéum, et l'on sera ainsi poussé à des délabrements osseux considérables. C'est pour ces vieilles luxations qui demandent une tarsectomie antérieure très large, que l'on doit être peu interventionniste, et à l'heure actuelle on peut encore, avec Tixier et Viannay (p. 858), résumer le débat par cette formule : « Tenter d'abord la réduction sans grand espoir de réussite ; si l'on échoue, pas d'intervention sanglante. »

B. Luxation dorsale.

C'est un cas unique, celui de Madelung qui, jusqu'à présent, permet de se faire une opinion. Il semble en effet que, dans le cas de luxation dorsale si exceptionnelle, la question thérapeutique est toute différente. Il ne s'agit pas de refaire une voûte plantaire effondrée, mais il faut désengrener les parties luxées afin de pouvoir réduire. Dans cette éventualité, on se trouve en présence d'un déplacement dorsal de l'antétarse avec fracture concomitante du scaphoïde, et l'irréductibilité sera, par suite des fragments osseux interposés, la règle d'emblée.

Madelung échoua sous chloroforme. Il semble plus sage d'intervenir chirurgicalement et d'adopter la conduite de ce chirurgien : réduction des os luxés par intervention sanglante sans résection.

Faire un large lambeau dorsal « en forme de langue » jusqu'à l'articulation métatarso-phalangienne en bas. Incision dorsale de Bardenheuer ou de Kocher. Recliner les tendons et, après avoir libéré l'articulation médio-tarsienne, faire la réduction en enlevant les parties osseuses fracturées. Madelung s'oppose avec raison à toute résection osseuse et conseille de maintenir les surfaces articulaires en pratiquant une suture du scaphoïde à l'astragale.

On peut encore aborder l'interligne de Chopart en incisant perpendiculairement à l'axe du pied, juste au niveau de l'interligne calcanéo-cuboïdien et en remontant jusqu'au milieu du dos du pied. Cette incision externe, préconisée par Streissler (1), ouvre le Chopart comme un livre dès que le ligament calcanéo-scapho-cuboïdien est sectionné.

Quoi qu'il en soit, secondairement il faudra assurer le résultat obtenu par un traitement orthopédique. L'appareil employé par

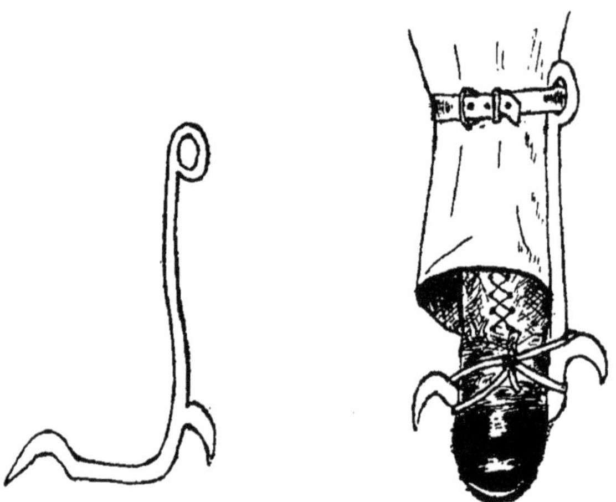

Fig. 23. — Attelle de Madelung.

Madelung (fig. 23) est des plus simples : c'est une tige en fer, attelle externe avec un crochet plantaire médio-tarsien. Léger et facile à construire, cet appareil plantaire de Madelung nous semble préférable à l'appareil plâtré, car ce dernier aura le désavantage d'empêcher le blessé de mettre une bottine et de reprendre sa vie active.

Le résultat fonctionnel dans l'observation allemande fut des plus satisfaisant.

(1) Streissler, *Beitrage zur klinischen Chirurgie*, t. LXII, fasc. 2, 1909, p. 443.

CONCLUSION

Sous le nom de luxation médio-tarsienne, nous n'entendons pas faire ici l'étude de tous les déplacements qui peuvent se produire dans l'interligne de Chopart. En effet, toutes les lésions traumatiques de la région (luxation ou fracture de l'astragale, déplacement sous-astragalien, surtout écrasement du calcanéum) entraînent nécessairement une dislocation dans le Chopart. Il ne s'agit pas là de luxation médio-tarsienne et nous rejetons ces déplacements, *secondaires* à un traumatisme plus grave des os, du tarse.

DÉFINITION

Ainsi limitée, la luxation médio-tarsienne comprend l'ensemble des déplacements articulaires qui peuvent s'effectuer entre la première et la deuxième rangée du tarse, les os du postéro-tarse comme ceux de l'antétarse gardant, entre eux et avec les articulations voisines, leurs rapports anatomiques normaux.

Nous aurons donc :

I. **Une luxation médio-tarsienne totale ou vraie**. — La rangée antérieure des os du tarse a perdu plus ou moins le contact articulaire astragalo-calcanéen et, suivant l'étendue du déplacement, la luxation sera COMPLÈTE OU INCOMPLÈTE.

II. **Une luxation médio-tarsienne partielle**. — Le déplacement articulaire n'intéresse qu'une partie de l'interligne de Chopart. C'est à tort que l'on admettait la possibilité d'une division en :

LUXATION ASTRAGALO-SCAPHOÏDIENNE SEULE ;

LUXATION CALCANÉO-CUBOÏDIENNE SEULE.

La luxation astragalo-scaphoïdienne comprend toute la variété partielle, car, pour ce qui est du déplacement calcanéo-cuboïdien, tout en notant sa fréquence comme épiphénomène ou corollaire dans les traumatismes articulaires du pied (Delorme), nous lui refusons anatomiquement, cliniquement, expérimentalement, une individualité propre.

Profond et protégé, le cuboïde, pour se luxer comme pour se

fracturer, jouit d'une remarquable immunité. Un *estampage* du cuboïde par un traumatisme direct est la seule condition qui pourrait faire admettre la possibilité du déplacement limité de cet os sur le calcanéum.

Notre définition, pour le postéro-tarse, élimine les déplacements tibio-tarsiens et les luxations de l'astragale qui broient le pilier postérieur de la voûte. Pour l'antétarse, nous rejetons les luxations du scaphoïde, qui pour mériter ce nom doivent être *doubles*; les énucléations de cet os ; enfin ces dislocations complexes du tarse antérieur, le plus souvent scapho-cunéo-calcanéo-cuboïdiennes, connues sous le terme de *luxations transversales irrégulières*.

DIVISION

Afin d'échapper à la confusion née des erreurs de nomenclature, nous devons faire l'exposé critique des observations. Nous avons pu réunir en justifiant de leur classification 17 observations de luxation partielle et 17 cas de luxation totale.

Suivant le sens du déplacement, la luxation est *plantaire* ou *dorsale* et, pour la luxation totale, il existe une translation constante en dehors ou en dedans qui complète la division de ces déplacements. Nous disons : *luxation médio-tarsienne totale plantaire interne ou externe* par exemple.

ÉTIOLOGIE

Luxations rares, elles sont le résultat d'accidents graves, souvent d'ordre professionnel. Elles seront donc l'apanage de l'adulte. Elles sont déterminées : soit par une CAUSE DIRECTE agissant par pression violente sur le dos du pied et effondrant la voûte, soit par CAUSE INDIRECTE. Dans ce dernier cas, c'est presque constamment l'*hyperextension* du pied sur la jambe, qu'il s'agisse de chute sur la pointe, de chute à la renverse ou de raccourcissement antéro-postérieur du pied exagérant la cambrure. Certains cas relèvent de l'*hyperflexion*.

MÉCANISME

L'impossibilité de la reproduction expérimentale rend le mécanisme de ces luxations encore plus compliqué :

Dans les déplacements de cause directe, le mécanisme se conçoit aisément. Il y a aplatissement des voûtes antéro-postérieure et transversale du pied. Suivant l'incidence et l'étendue du traumatisme, la lésion dans l'interligne sera partielle ou totale.

Le mécanisme de cause indirecte est des plus difficile à élucider. *Pour la luxation totale*, il faut d'abord étudier le pied en hyperextension ou hyperflexion pour comprendre le sens et l'étendue du déplacement au moment où intervient le traumatisme. *Pour la luxation partielle* astragalo-scaphoïdienne, son mécanisme indirect se décompose en deux temps :

1° *Un temps préparatoire* : c'est l'attitude du pied en extension ou flexion forcée représentant un temps indispensable mais non suffisant.

2° *Un temps effectif* de luxation : c'est la torsion brutale de l'avant-pied sur le postéro-tarse, exagérant le mouvement physiologique de volutation médio-tarsienne.

ANATOMIE PATHOLOGIQUE

Ce chapitre nous apprend à connaître la situation exacte des os luxés, suivant que le déplacement est plantaire ou dorsal. Qu'il s'agisse de luxation partielle ou totale, il passe en revue les désordres capsulaires, l'arrachement des ligaments et les lésions associées. Pour la luxation *totale*, nous notons la fréquence des plaies qui viennent compliquer le déplacement, en cas de luxation par cause *directe*. Pour la *partielle*, il faut insister sur le déplacement constant des tendons du jambier antérieur et de l'extenseur propre. Ce transport tendineux n'a pu se faire qu'après arrachement préalable de la branche inférieure du ligament frondiforme et il explique l'irréductibilité d'emblée.

SYMPTOMES

Les symptômes de la luxation médio-tarsienne s'étudient en deux chapitres différents.

1° La luxation partielle, outre les signes de toute luxation en général, nous donne une déformation des plus nette, résultat de l'enroulement de l'avant-pied sur le postéro-tarse. Il existe un angle ouvert en dedans, à sommet médio-tarsien. Avec ses allures de pied bot congénital, cette déformation s'accompagne de raccourcissement antéro-postérieur et de modifications dans les rapports des axes du pied et de la jambe. L'inspection, la mensuration en témoignent. Les signes physiques se complètent de la présence de reliefs osseux anormaux.

Au point de vue fonctionnel, les mouvements spontanés sont très limités. L'interligne médio-tarsien est immobilisé. En essayant de les provoquer, on réveille les phénomènes douloureux.

2° La LUXATION TOTALE a surtout déformé le pied. Celui-ci est :

a. *Modifié dans sa forme.* — On note des saillies osseuses anormales, une marche d'escalier astragalienne. De plus, la cambrure plantaire est compromise, car, souvent effacée, la voûte peut même devenir convexe. Les empreintes plantaires, la mensuration inscrivent l'étendue de la déformation.

b. *Modifié dans ses axes.* — En *longueur*, c'est le raccourcissement du dos du pied et du pied dans sa totalité. En *direction*, la translation constante en dehors ou en dedans se joint au déplacement vertical pour donner un pied *en baïonnette*. Le changement de direction de l'avant-pied sur le postéro-tarse se marque par un angle à sommet médio-tarsien, à sinus interne ou externe.

Moins importants sont les signes : d'extension permanente des orteils, de surélévation des malléoles, d'élargissement transversal intermalléolaire.

L'étude des mouvements provoqués ou spontanés révèle une impotence fonctionnelle considérable frappant l'abduction, l'adduction, la rotation de l'avant-pied.

Qu'il s'agisse de luxation partielle ou totale, un symptôme caractéristique commun est le *gonflement précoce* extrême, d'emblée considérable, s'accompagnant d'ecchymoses, de suffusions sanguines et rétrocédant lentement.

ÉVOLUTION ET DIAGNOSTIC

L'ÉVOLUTION d'une luxation médio-tarsienne non réduite sera marquée par l'atténuation assez rapide de ses signes fonctionnels. Avec un pied déformé, dévié, raccourci, il se fera une accoutumance à la marche. Il faut cependant faire des réserves à ce sujet, car secondairement, par suite d'entorses multiples et répétées, il pourra se produire des phénomènes d'arthrite. Le port du soulier est impossible, la marche devient de plus en plus pénible et le blessé est infirme.

Le DIAGNOSTIC se fera par l'interprétation des symptômes cliniques sous le contrôle radiographique.

Pour la *luxation partielle*, c'est le gonflement qui seul empêchera d'identifier le déplacement.

La *luxation totale*, quoi qu'en ait dit J.-L. Petit, est loin de s'imposer.

Le *raccourcissement du pied* se retrouve en effet dans la luxation sous-astragalienne du pied en arrière, dans la fracture de Dupuytren, dans le déplacement tarso-métatarsien.

La *déformation par saillies osseuses anormales* existe dans la luxation de l'astragale en avant, dans la sous-astragalienne du pied en arrière, dans la luxation double et l'énucléation du scaphoïde. On la signale encore dans les fractures du tarse postérieur.

L'*affaissement de la voûte* se rencontre dans beaucoup de lésions traumatiques du pied. C'est le pied plat traumatique *immédiat* dans les fractures par écrasement du calcanéum. C'est le pied plat traumatique *secondaire*, complication tardive de la Dupuytren.

TRAITEMENT

Il faut rétablir la forme et la fonction. La réduction doit donc être immédiate, par crainte du gonflement et de l'œdème du membre. Cette réduction manuelle se fera sous anesthésie générale, ou mieux avec anesthésie locale à la cocaïne. Elle consistera, pour la luxation partielle RÉCENTE à tenter la détorsion de l'antétarse, l'arrière-pied étant immobilisé. Cette pratique si simple donne malheureusement beaucoup d'insuccès par suite de l'irréductibilité d'emblée du déplacement. La réduction sanglante sera dans ces cas la seule ressource. Pour la luxation totale RÉCENTE, la réduction manuelle consistera en manœuvres de traction combinées à la flexion du pied.

Dans l'un et l'autre cas, si le déplacement articulaire n'a pas été réduit dans les dix premiers jours, il faut, pour corriger la luxation, recourir à l'intervention sanglante.

La luxation médio-tarsienne totale ANCIENNE doit, d'après certains auteurs, être respectée, et la tarsectomie antérieure large donne de très médiocres résultats. L'opération la plus séduisante est la tarsectomie antérieure partielle qui, en n'enlevant que le scaphoïde, réduit la luxation calcanéo-cuboïdienne et reconstitue la voûte.

En tout cas, le résultat de l'intervention chirurgicale ne se maintiendra que grâce à un traitement orthopédique complémentaire. Au point de vue appareil prothétique, on aura le choix entre la botte plâtrée et l'attelle métallique externe à crochet plantaire : cette dernière a, sur le plâtre, le quadruple avantage d'être peu visible, légère, amovible et d'une solidité parfaite.

BIBLIOGRAPHIE

FRANÇAIS

I. — Traités et Dictionnaires.

ANGER (Benjamin). — Iconographie des maladies chirurgicales, Paris, 1865, p. 334.
AGRÉGÉS (Manuel des quatre), Paris, 1896.
AVICENNE. — Bâle, 1851.
BÉRARD. — Dictionnaire de médecine, 1841 : art. *Pied*, page 475.
BLUM. — Chirurgie du pied, Paris, 1888.
BONNET. — Traité des maladies des articulations, 1848, t. II.
BOYER. — Traité des maladies chirurgicales, 1803, t. IV.
DELORME. — Nouveau dict. de médecine et de chirurgie, t. XXVII, p. 657 : art. *Pied*.
DESAULT. — Œuvres de chirurgie, t. I, p. 208.
DUPLAY et RECLUS. — Traité de chirurgie, t. III.
DUPUYTREN. — Leçons orales, Paris, 1839, t. II, p. 130.
DUVERNET. — Traité des maladies des os.
FARABEUF. — Médecine opératoire, Paris, 1895, p. 828.
FOLLIN et DUPLAY. — Pathologie chirurgicale, t. III.
FOUCHER. — Paris, 1866, t. I, p. 402.
GOSSELIN. — Encyclopédie de chirurgie, Paris, 1889, t. IV.
GROSS, ROHMER, VAUTRIN, Cliniques chirurgicales, Paris, 1893.
HOUEL. — Catalogue du Musée Dupuytren, 1878, t. III.
LABBÉ (Léon). — Dictionnaire Dechambre, t. VII : art. *Astragale*, p. 5.
LE DENTU et DELBET. — Traité de chirurgie, t. IV.
MALGAIGNE. — Traité des fractures et luxations, 1855, t. II, p. 1071.
MANNE. — Maladies des os, Toulon, 1789.
MORESTIN. — Maladie des articulations, Paris, 1907.
NÉLATON. — Pathologie chirurgicale, 1847, t. II, p. 487.
PARÉ (Ambroise). — Œuvres complètes, t. II, édit. Malgaigne.
PAULET et CHAUVEL. — Dictionnaire Dechambre : art. *Pied*, p. 113.
PETIT (J.-Louis). — Œuvres complètes, Limoges, 1837, p. 98.
POIRIER. — Anatomie descriptive, t. I.
POULET et BOUSQUET. — Pathologie externe, t. III, p. 1092.
RAVATON. — Cité par Broca.
RICHERAND. — Nosographie médicale, Paris, 1805.
ROUX. — Mélanges de physiologie et de chirurgie, Paris, 1809.
SÉDILLOT. — Dictionnaire Dechambre, t. LV : art. *Luxations*.
— Contribution à la chirurgie, Paris, 1868, t. II.
SUC LE JEUNE. — Dictionnaire de chirurgie, Paris, 1771.
TILLAUX. — Leçons cliniques.
VIDAL DE CASSIS. — Traité de pathologie externe et de médecine opératoire, Paris, 1851, p. 608.

II. — Communications et articles.

a. Jusqu'à 1860.

BARDY. — *Thèse* de Strasbourg, An XII.
BARDY. — *Thèse* de Paris, 1837.
BOYER. — *Annales de chirurgie*, t. IV, p. 405.
BROCA. — *Mémoires de la Soc. de chirurgie*, 1853, p. 566.
FOUCHER. — Luxation totale du cou-de-pied (*Revue médico-chirurgicale*, 1845, p. 203).
HUGUIER. — Les luxations du pied en général et en particulier sur la luxation avec rotation du pied en dehors (*Bull. de l'Académie de médecine*, 1848).
LEGOUEST. — Luxation du scaphoïde (*Bull. Soc. de chirurgie*, 1868).
PIEDAGNEL. — Luxation du scaphoïde (*Journal universel et hebdomadaire*, 1831, p. 208).
RIZZOLI. — Nouvelle variété de luxation des os du tarse (*Gaz. médicale*, 1859, p. 821).
ROGNETTA. — *Archives générales de médecine*, 1833, p. 485.
ROUX. — *Gazette des hôpitaux*, 1830, t. II.

b. De 1860 à 1900.

BALLENGHIEN. — *Thèse* de Paris, 1890.
BERGER. — Enucléation du scaphoïde (*Soc. de chirurgie*, 1897, XXIII, p. 259).
CHASSAIGNAC. — *Bull. et Mém. Soc. de chirurgie*, 1860, p. 307.
CHAVASSE. — Etude des luxations tarso-métatarsiennes (*Rev. de chirurgie*, 1884).
DEVEZ. — *Thèse* de Paris, 1898.
DUBRUEIL. — *Gazette des hôpitaux*, 1871, n° 63.
— *Thèse* inaugurale, Paris, 1864.
DURAND et DESTOT. — Luxation médio-tarsienne (*Province médicale*, 1898).
DURAND. — *Bull. Soc. de chirurgie de Lyon*, 1898 : discussion Gangolphe.
GOSSELIN. — *Union médicale*, 1868, p. 682.
HOUEL. — Catalogue du Musée Dupuytren.
JARJAVAY. — *Bull. Soc. de chirurgie*, 1861.
LANNELONGUE. — Observation Fredet (*Bull. et Mém. Soc. de chirurgie*, 1874).
MARIT. — *Recueil des mémoires de médecine militaire*, 1866.
MOUTARD-MARTIN. — *Bull. Soc. anatomique*, mai 1873.
MANET. — *Thèse* de Paris, 1886.
PAUBLAN. — Contribution à l'étude des fractures du scaphoïde du pied (*Thèse* de Paris, 1899-1900).
POLLOSSON. — Discussion *Soc. de chirurgie de Lyon*, 1899.
— *Province médicale*, 1899.
QUÉNU. — *Bull. et Mém. Soc. de chirurgie*, 1882, p. 382.
— — — — 1894, p. 431.
— — — — 1897, p. 356.
ROCHET. — *Revue d'orthopédie*, 1890, p. 269.
SÉE (Marc). — Discussion *Soc. de chirurgie*, 1874.
TIXIER et VIANNAY. — La luxation médio-tarsienne (*Gaz. des hôpitaux*, 1900, p. 853).
— *Arch. prov. de chirurgie*, mars 1900, t. IX, p. 171.
TRABUT. — *Thèse* de Montpellier, 1878.

c. De 1900 à 1910.

Baumgartner et Huguier. — Luxations sous-astragaliennes (*Revue de chirurgie*, 1907, p. 372).

Bœckel. — Luxations du scaphoïde tarsien (*Revue de chirurgie*, 1910, nos 7 et 8).

Capillery et Ferron. — Enucléation du scaphoïde (*Rev. de chirurgie*, 1906, t. II, p. 93).

Delbet (Pierre). — *Bull. et Mém. Soc. de chirurgie*, 1906, p. 485.

Demoulin. — *Bull. et Mém. Soc. de chirurgie*, 1903, p. 1209.

Destot. — Fractures du tarse postérieur (*Rev. de chirurgie*, 1902, p. 218).

— Etude sur le pied (*Lyon chirurgical*, 1909).

— Luxation du scaphoïde (*Lyon chirurgical*, novembre 1910).

Gasse. — *Thèse* de Lyon, 1900.

Heully. — Luxations traumatiques du tarse (*Arch. gén. de chirurgie*, 1910, p. 661).

Kirmisson. — *Bull. et Mém. Soc. de chirurgie*, 1906, p. 501.

Morestin. — *Bull. et Mém. Soc. de chirurgie*, 1910, p. 1333.

Ombredanne. — Les luxations de l'astragale (*Rev. de chirurgie*, 1902, p. 177).

Paucot. — *Société médico-chirurgicale du Nord*, 1905, page 60.

Quénu et Kuss. — Les luxations du métatarse (*Rev. de chirurgie*, 1910).

Rais. — Luxation astragalo-scaphoïdienne (*Rev. d'orthopédie*, 1909).

Vanverts. — La luxation médio-tarsienne (*Rev. d'orthopédie*), 1907.

Vianay. — Cas rare de dislocation du tarse (*Loire médicale*, 1910, n° 1).

AUTEURS DE LANGUE ANGLAISE

Traités et Dictionnaires.

Allans. — System of surgery, Edimburgh, 1888, vol. VI.

Bell (Benj.). — System of surgery, Edimburgh, 1788.

Bryant. — Practices of surgery, 1879.

Chelius. — System of surgery, American edition, vol. VI.

Cooper (Astley). — On dislocations and fractures of the joint, 1837, trad. Richelot.

Hamilton. — Fractures and Dislocations, 1884, trad. Poinsot.

Hancock. — Surgery of foot and ankle-joint, 1803.

Liston. — Practical surgery, London, 1846, p. 136.

Smith (Robert). — Treatise on fractures and dislocations, 1847.

Articles.

Adams. — *The Lancet*, 1847, p. 133.

Askhurst. — Cité par Broca.

Beever. — *Transactions of the Provinc. medical aud surgical Association*, 1843, p. 405.

Bird. — *Intercolonial Medical Journal of Australasia*, 1908, n° 7.

Burnett. — *London Medical Gazette*, 1837, p. 221.

Clarke. — *The Lancet*, 1898, t. I, p. 1108.

Hancock. — *The Lancet*, 1844, t. II, p. 350, 70.

— Dislocation between the anterior and posterior rows of the tarsal bones of the left foot.

HARRIS. — *South Africa Medical Journal*, 1894, t. II, p. 79.
SMITH. — *Transaction of the Provinc. medical and surgical Association*, 1843, p. 412.
SMITH. — *Dublin Hospital Gazette*, 1855.
SUMESTRANG. — *Médical Times*, 1881.
WALKER. — *Medical Examiner*, 1851, p. 203.
WELLS (Th.). — *American Journal of medical sciences*, 1832, vol. X, p. 21.

AUTEURS DE LANGUE ALLEMANDE

ALBERT. — Lehrbuch der Chirurgie, 1891, Bd IV.
BAHR. — Luxations traumatiques des petits os du pied (*Sammlung klinische Vorträge*, 1895, n° 136).
BARDELEBEN. — Lehrbuch der Chirurgie u. Operat., Berlin, 1866-67, t. IV.
BILLROTH. — Maladies chirurgicales, 1878, trad. française.
DEUTSCHLANDER. — Die Verrenkengsbrüche des naviculare pedis u. deren Folgezustande (*Congrès allemand de chirurgie*, 1907).
EICHEL. — Die isolierte Luxation des os naviculare pedis (*Deustche Zeitschrift f. Chirurgie*, 1907, Bd 88).
FINSTERER. —Lésions traumatiques du cou-de-pied et en particulier du scaphoïde (*Beiträge f. klin. Chirurgie*, 1908, t. LIX).
FUHR. — Eine Verrenkung in Chopart'schen Gelenke nach aussen (*Munch. mediz. Wochenschrift*, 1892, t. XXXIX, p. 159).
— Ein weiterer Fall von Verrenkung des Chopart'schen Gelenks (*Munch. mediz. Wochenschrjt*, 1893, t. XV, p. 356).
GAUGELE. — Ueber einen Fall veraltesler Subluxation des os naviculare am Fuss (*Zeitschrift f. orthopedische Chirurgie*, 1906, Bd XV, p. 302).
GOLEBIENWSKI. — Atlas und Grundriss der Unfallheilkunde, 1900.
GONTERMANN. — Les fractures du cuboïde (*Archiv. fur klinische Chirurgie*, 1909, t. XCI, p. 186).
GRAFT. — Luxations rares du pied et du genou (*Beiträge z. klin. Chirurgie*, Bd XXI, p. 619).
HENCKE. — Die Luxationen der Fusswurzel (*Zeitschrift f. rationnelle Medicin*, Leipzig, 1858, t. II).
HOLHARDT. — Festschr. a. d. Geb. der Rontgenst., Bd I, p. 183 et 222.
HONIGSCHMIEDT. — Leichen Experimente über die Zerreissung der Bander in dem Sprunggeberke (*Deutsche Zeitschrift f. Chirurgie*, 1877, Bd VIII, p. 239).
JENEY (Alexandre). — Ein Fall von Luxation im Chopart'schen Gelenk (*Wiener klin. Wochenschrift*, 1904, n° 42, p. 1118).
KIENIG. — Pathologie chirurgicale, traduction Comte, 1890, t. III, p. 710.
KRONLEIN. — Die Lehre von den Luxationen (*Deutsche Chirurgie Liefg.*, 26, p. 10).
MADELUNG. — Un cas de luxation médio-tarsienne (*Zeitschrift. f. Chirurgie*, 1909).
MORIAN. — Ueber die Luxation im talo-navicular Gelenk (*Deutsche Zeitschrift f. Chirurgie*, 1907, Bd II, p. 117).
NIPPOLD. — Ueber Verletzimgen des os naviculare pedis (*Thèse* de Iéna, 1907).
PIEPER. — *Deutsche militararztliche Zeitschrift*, 1896, p. 259.

PLATTNER. — Institutiones chirurgicæ, Leipzig, 1758.
RIEGNER. — Traumatische Subluxation des Kahnbeins im talonaviculare Gelenk durchblutige Operation geheilt (*Allgemeine mediz. Centralzeitung*, 1901, n° 53, p. 617).
ROITH. — Luxation en arrière et en dehors sous-astragalienne avec subluxation du cuboïde (*Beiträge z. klin. Chirurgie*, LVIII, Bd II, 1908).
SCHRAUTH. — *Bayer medic. Correspondant*, 1843, n° 19.
STREISSLER. — *Beitrage zur. klin. Chirurg.*, 1909, t. LXII, p. 443.
THIEM. — Verrenkung des Kahnheims nach unten (*Monatsschrift f. Unfallheilkunder*, Leipzig, 1900, p. 329).
VON SCHIEMANN. — Luxation médio-tarsienne (*Deutsche Zeitschr. f. Chirurgie*, 1898, Bd XLIV, p. 105).
WODARZ. — *Deutsche Zeitschr. f. Chirurgie*, 1901, Bd LXI.

AUTEURS D'AUTRES NATIONALITÉS

LAURENZI. — Luxation du cuboïde (*Revista Soresnia*, décembre 1874).
LAVONIUS. — *Furaka Lakareslbsakapits Handlingur*, t. LX, avril 1909.
REMEDI. — *Bollet. de clin. de Milano*, 1903, t. XX, p. 311.
RIZZOLI. — *Bollettino delle science mediche di Bologna*, 1858, p. 281.

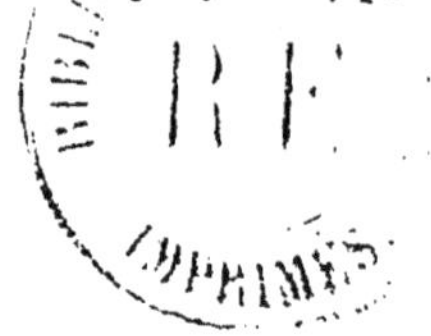

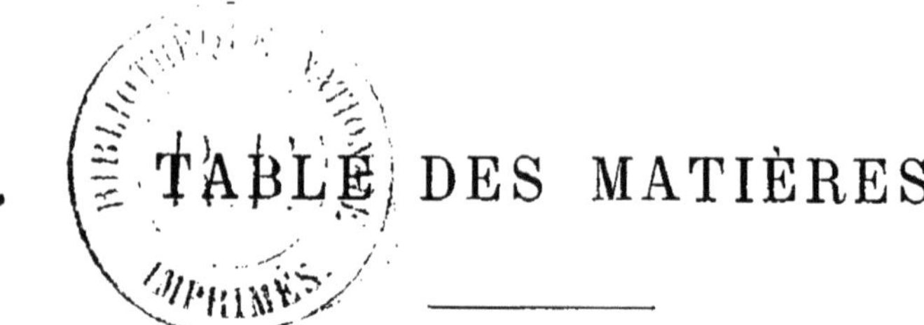

TABLE DES MATIÈRES

13017-11. — CORBEIL. Imprimerie CRÉTÉ.

13017-11. — CORBEIL. Imprimerie CRÉTÉ.

www.ingramcontent.com/pod-product-compliance
Ingram Content Group UK Ltd.
Pitfield, Milton Keynes, MK11 3LW, UK
UKHW020142200726
13856UKWH00003B/798

9 782011 781499